Livre de recettes à faible teneur en calories, Livre de recettes à faible teneur en glucides, Livre De Cuisson Diabétique & Livre De Recettes Sans Gluten

Table des matières

Le livre électronique suivant est reproduit dans le but de fournir des informations aussi précises et fiables que possible. Quoi qu'il en soit, l'achat de cet livre électronique peut être considéré comme un consentement au fait que l'éditeur et l'auteur de ce livre ne sont en aucun cas des experts sur les sujets abordés, et que toutes les recommandations ou suggestions formulées ici sont uniquement pour des raisons de divertissement. Les professionnels doivent être consultés au besoin avant d'entreprendre l'une des actions approuvées dans le présent document.

Cette déclaration est jugée juste et valide à la fois par l'association des syndicats américains et la Comité de l'association des éditeurs et est juridiquement contraignante dans tous les États-Unis.

En outre, la transmission, la duplication ou la reproduction de l'une des œuvres suivantes, y compris des informations précises, sera considérée comme un acte illégal, soit effectué par voie électronique ou imprimée. La légalité s'étend à la création d'une copie secondaire ou tertiaire de l'œuvre ou d'une copie enregistrée et n'est autorisée qu'avec l'accord écrit exprès de l'éditeur. Tous les droits supplémentaires sont réservés.

Les informations contenues dans les pages suivantes sont généralement considérées comme un compte rendu exact des faits, et en tant que tel, toute inattention, utilisation ou mauvaise utilisation des informations en question par le lecteur rendra toutes les actions qui en résultent sous leur responsabilité uniquement. Il n'y a aucun scénario dans lequel l'éditeur ou l'auteur original de ce travail peut être jugé responsable des difficultés ou des dommages qui pourraient leur arriver après avoir pris les informations décrites ici.

En plus, les informations contenues dans les pages ont des raisons informatives uniquement et doivent donc être considérées comme universelles. Les informations présentées sont sans assurance quant à leur validité continue ou à leur qualité provisoire. Les marques de commerce mentionnées sont faites sans autorisation écrite et ne peuvent en aucun cas être considérées comme une approbation du titulaire de la marque

Livre de recettes à faible teneur en calories En français/ Low Calorie Cookbook In French

Introduction

Je tiens à vous remercier d'avoir acheté Le livre de recettes complet à faible teneur en calories.

Dans un monde qui, bien sûr, conduit facilement à une meilleure santé par la tentation et le manque d'autodiscipline, il est difficile de rester sur la bonne voie quand il s'agit d'alimenter votre corps comme le temple qu'il est.

Nous souhaitons tous être en meilleure santé, que ce soit pour avoir plus de muscles, avoir l'air plus maigre, peser moins, faire plus d'exercice, etc. sinon pour vous-même, tant à l'intérieur qu'à l'extérieur. Nous sommes coincés dans une ornière d'habitudes malsaines dont beaucoup ne se retirent jamais.

Si vous êtes prêt à changer votre vie, ce livre rempli de plats délicieux et hypocaloriques est exactement ce dont vous avez besoin pour commencer votre voyage et vivre une vie plus saine.

Bien qu'il existe des centaines de livres qui présentent de délicieux repas et friandises hypocaloriques, celui-ci est court, sucré et précis. Il a été créé avec efficacité à l'esprit. Tous les plats inclus contiennent moins de 300 calories par portion et prennent moins d'une heure à préparer. Nous nous sommes efforcés de vous fournir des recettes qui contiennent des ingrédients optimaux et des instructions faciles à suivre.

Merci encore d'avoir choisi celui-ci! Tous les efforts ont été faits pour qu'il contienne autant d'informations utiles que possible, profitez-en!

Recettes de petit-déjeuner

Oeufs en boîte à muffins

Calories 172 - 9g de matières grasses - 1,8g de glucides - 21g de protéines
Portions: 6

Ingrédients:

- ¼ cuillère marjolaine
- ¼ cuillère flocons de piment rouge
- ½ cuillère poivre
- ½ cuillère sel
- ½ cuillère sauge
- ½ livre de dinde hachée sans gras
- 1 cuillère mélange d'assaisonnements pour steak
- 1 poivron coupé en dés (rouge, orange ou vert)
- 12 œufs

Instructions:

1. Assurez-vous que votre four est préchauffé à 350 degrés. Avec un spray antiadhésif, vaporisez généreusement un moule à muffins.
2. Vaporisez une poêle et ajoutez la dinde hachée. Incorporer la marjolaine, les flocons de piment rouge, le sel, le poivre et la sauge. Cuire 7 à 10 minutes jusqu'à ce que cuit bien.
3. Pendant la cuisson du mélange de dinde, battre les œufs et l'assaisonnement pour bifteck 2 à 3 minutes jusqu'à ce qu'ils soient mousseux. Incorporer le poivron coupé en cubes.

4. Versez le mélange de dinde cuite dans un moule à muffins graissé. Verser le mélange d'œufs sur le mélange de dinde, remplir le compartiment à manger aux ¾ plein.
5. Cuire au four une demi-heure.

Smoothie à la citrouille et aux épices

Calories 112 - 7g de lipides - 2g de glucides - 11g de protéines

Portions: 2

Ingrédients:

- ☒ 1 cuillère sirop d'érable pur
- ☒ ½cuillère épices pour tarte à la citrouille
- ☒ 2-3 dates
- ☒ 1 tasse De lait d'amande à la vanille non sucré
- ☒ 1 banane
- ☒ ½ tasse Purée de citrouille

Instructions:

1. Divisez la banane en morceaux et ajoutez-la au mixeur. Ajoutez tous les ingrédients restants.
2. Mélangez le mélange jusqu'à obtenir une texture lisse.
3. Goûtez et ajoutez un édulcorant supplémentaire au besoin.
4. Servir saupoudré d'une pincée de cannelle. Prendre plaisir!

Bouchées énergétiques au miel et aux amandes

Calories 90 - 8g de matières grasses - 0,5g de glucides - 16g de protéines

Portions: 10 à 15

Ingrédients:

- ☒ 1 tasse D'avoine
- ☒ ¼ tasse De beurre d'arachide
- ☒ ¼ tasse de miel
- ☒ ¼ tasse D'amandes hachées
- ☒ 1 cuillère à soupe graine de lin

Instructions:

1. Vaporisez un bol mélangeur avec un enduit à cuisson. Ajouter tous les ingrédients dans le bol et bien mélanger.
2. Roulez le mélange en petites boules. Placez sur une plaque à pâtisserie et au réfrigérateur jusqu'à ce que vous soyez prêt à les manger.

Bol petit-déjeuner aux patates douces

Calories 190 - 11g de matières grasses - 5g de glucides - 12g de protéines

Portions: 1

Ingrédients:

- ☒ 1 cuillère cannelle
- ☒ 1 banane mûre
- ☒ 3 cuillères à soupe beurre d'amande
- ☒ 2 cuillères à soupe. Lait d'amande
- ☒ 1 grosse patate douce
- ☒ Huile d'olive extra vierge

Garniture facultative:

- ☒ Bleuets frais
- ☒ Cannelle
- ☒ Lait d'amande

Instructions:

1. Lavez la pomme de terre et séchez-la. Peler et couper en deux sur la longueur.
2. Assurez-vous que votre four est préchauffé à 400 degrés.
3. Arrosez les tranches de pommes de terre d'huile d'olive et placez-les sur une plaque à pâtisserie et au four.
4. Cuire au four 30 minutes jusqu'à tendreté. Retirer du four.
5. Mettez la patate douce dans un robot culinaire. Ajoutez un peu de sel et les ingrédients restants. Mélanger jusqu'à ce qu'il soit épais mais doux.

6. Versez dans un bol et chauffer à la micro-onde jusqu'à ce que chaud. Transférer dans un plat de service et ajouter les garnitures désirées.

Barres granola aux framboises et aux pommes
Calories 167 - 7g de matières grasses - 3g de glucides - 13g de protéines

Portions: 12 à 18

Ingrédients:

- 5/8 tasse De framboises surgelées, coupées en cubes
- ½ tasse Compote de pommes non sucrée
- 1 tasse De flocons d'avoine
- 1 cuillère huile de coco fondue
- 1 cuillère cannelle
- 1 cuillère à soupe. Miel
- 5 cuillères à soupe. Lait écrémé

Instructions:

1. Assurez-vous que votre four est préchauffé à 350 degrés. Avec un enduit à cuisson, vaporisez un plat de cuisson.
2. Mélangez la compote de pommes et l'huile de noix de coco jusqu'à consistance lisse. Ajoutez ensuite le miel, la cannelle et le lait jusqu'à ce qu'ils soient bien incorporés.
3. Incorporez l'avoine puis les framboises.
4. Versez le mélange dans le moule préparé et appuyez doucement.
5. Cuire au four de 16 à 19 minutes. Laissez refroidir à température ambiante avant de déguster.

Burrito petit-déjeuner facile

Calories 257 - 10g de matières grasses - 6g de glucides - 17g de protéines

Portions: 6

Ingrédients:

- ¼ cuillère cumin
- ¼ cuillère poudre de chili
- ½ tasse De fromage mexicain râpé réduit en gras
- 1/3 tasse De sauce enchilada
- 3 patates douces
- Boîte de 15 onces de haricots noirs
- 1 avocat
- 8 blancs d'œufs
- 6 tortillas de blé entier à faible teneur en glucides
- Flocons de piment rouge

Instructions:

1. Lavez et séchez les patates douces. Percer avec une fourchette. Mettre à la micro-onde et chauffer de 4 à 6 minutes jusqu'à ce qu'ils soient tendres et bien cuits. Mettre sur le côté pour refroidir, puis placer dans un bol. Écraser avec des fourchettes jusqu'à ce qu'il soit doux.
2. Égouttez les haricots noirs et rincez à l'eau. Laisser sécher.
3. Placez les haricots noirs dans un bol et ajoutez le cumin, la poudre de chili et quelques traits de flocons de piment rouge. Remuer jusqu'à ce que bien incorporé.
4. Coupez les avocats dans le sens de la longueur. Séparez la viande de la peau et coupez-la en cubes.

5. Ajoutez les blancs d'œufs dans un autre bol en battant bien.
6. Vaporisez la poêle et ajoutez les blancs d'œufs. Faites cuire et pliez à l'occasion pour obtenir une texture moelleuse. Retirer les blancs d'œufs du feu une fois cuits.
7. Réchauffez les tortillas dans la même poêle.
8. Pendant que les tortillas sont chaudes, répartir les patates douces entre elles et les tartiner. Faites de même avec les haricots noirs, le fromage râpé et l'avocat.
9. Arrosez de sauce pour enchilada et assaisonner de poivre et de sel.
10. Rouler les tortillas. Avec du papier sulfurisé, tapissez un plateau et placez-y des burritos.
11. Cuire au four de 5 à 10 minutes.
12. Servir avec de la crème sure, du yogourt grec, de la salsa et / ou de la sauce piquante.

Crêpes à la citrouille

Calories 151 - 3g de matières grasses - 2g de glucides - 7g de protéines

Portions: 8 à 10

Ingrédients:

- 1 ½ cuillère vinaigre de cidre de pomme
- 1 ½ cuillère vanille
- 2 cuillères à soupe. huile de noix de coco
- 3 cuillères à soupe. sirop d'érable pur
- 2 œufs
- ¾ tasse purée de citrouille
- 1 tasse De lait d'amande non sucré
- ¼ cuillère Noix de muscade
- ½ cuillère cannelle
- ½ cuillère sel
- cuillère bicarbonate de soude
- 1 cuillère levure
- ¾ tasse farine de noix de coco

Instructions:

1. Combinez tous les ingrédients secs. Ajoutez ensuite tous les ingrédients humides et incorporez soigneusement avec un batteur à main.
2. Vaporisez une casserole avec un enduit à cuisson.
3. Mettre 2 cuillères à soupe de pâte dans la poêle et cuire 3 à 5 minutes par côté jusqu'à ce qu'elles soient dorées.
4. Continuez le processus avec le reste de la pâte.
5. Servir les crêpes avec du sirop d'érable, une cuillerée de beurre et un soupçon de cannelle.

Smoothie à l'orange tropicale

Calories 79 - 0,5 g de matières grasses - 2 g de glucides - 3 g de protéines

Portions: 1

Ingrédients:

- ½ tasse De lait d'amande
- ½ tasse Ananas surgelé
- 1 banane
- 1 orange

Instructions:

1. Placez tous les ingrédients dans un mélangeur et mélanger à puissance élevée pendant 60 secondes jusqu'à consistance lisse.

Bol de smoothie aux bananes et baies

Calories 143 - 5g de lipides - 8g de glucides - 9g de protéines

Portions: 2

Ingrédients:

- ½ tasse De lait d'amande non sucré
- 1 tasse Épinards
- 1 tasse De baies mélangées
- 1 banane

Garnitures en option:

- Baies
- Tranches de banane
- Noix de coco grillée
- Amandes
- Graines de chia
- Granules de noix de coco

Instructions:

1. Pelez et couper la banane en tranches. Placez au congélateur pendant la nuit. Faites de même avec les baies mélangées.
2. Lavez et séchez les épinards. Couper en petits morceaux.
3. Ajoutez la banane congelée et les baies dans un mélangeur, en ajoutant le lait d'amande et les épinards. Mélangez jusqu'à ce qu'une texture lisse soit créée.
4. Ajoutez le mélange dans un bol et garnir des garnitures désirées.

Boules énergétiques à la framboise Zinger

Calories 167 - 7g de matières grasses - 3g de glucides - 13g de protéines

Portions: 16

Ingrédients:

- ☒ 1 tasse De noix de coco râpée
- ☒ ½ tasse amandes
- ☒ ½ tasse Framboises
- ☒ ¼ tasse De beurre d'amande
- ☒ ¼ tasse de canneberges séchées
- ☒ 4 dates

Instructions:

1. Ajoutez ½ tasse de noix de coco au mélangeur et mélanger jusqu'à ce qu'il se transforme en un mélange friable. Mettez sur le côté.
2. Ajoutez le reste de la noix de coco dans un mélangeur avec le reste des ingrédients. Processus à haut rendement combiné.
3. Tapissez une plaque à pâtisserie de papier sulfurisé.
4. Prenez une cuillère à soupe de mélange de framboises et façonnez chacune en boules. Enrobez chaque boule de chapelure de noix de coco, en vous assurant que tous les côtés sont recouverts.
5. Placez les boules de noix de coco sur un plateau et laisser refroidir 2 heures.

Recettes du déjeuner

Poulet à la moutarde et au miel avec bacon

Calories 298 - 5g de matières grasses - 20g de glucides - 25g de protéines

Portions: 5

Ingrédients:

- 2 cuillères à soupe. persil haché
- 1 cuillère fécule de maïs
- 1 tasse Lait écrémé
- 1/3 tasse De crème légère
- ½ tasse De bacon cuit / coupé en cubes
- 1 cuillère à soupe. huile d'olive
- 1 ½ cuillère ail haché
- 3 cuillères à soupe. moutarde à l'ancienne
- 1/3 tasse De miel

Instructions:

1. Mélangez une pincée de sel, d'huile, d'ail, de moutarde et de miel. Enrober le poulet du mélange de moutarde au miel.
2. Faites frire le bacon, puis faites saisir le poulet dans la même poêle jusqu'à ce que le côté à manger soit doré.
3. Ajoutez le reste de la moutarde à la poêle pendant que le poulet cuit avec la crème et le lait. Chauffer le mélange pour laisser mijoter jusqu'à ce que le poulet soit complètement cuit.

4. Retirez le poulet et mélanger la fécule de maïs avec une cuillère à soupe d'eau et ajouter à la poêle, en mélangeant jusqu'à ce que la sauce épaississe.
5. Remettre le poulet dans la poêle et l'enrober de sauce.
6. Servir garni de bacon et de persil.

Wraps de dinde et de laitue au bacon

Calories 102 - 4g de lipides - 8g de glucides - 10g de protéines

Portions: 2

Ingrédients:

- ☒ 1 tomate Roma finement tranchée
- ☒ 1 avocat tranché finement
- ☒ 4 tranches de bacon cuit
- ☒ 4 tranches de dinde de charcuterie
- ☒ 1 tête de laitue iceberg

Basil Mayo:

- ☒ 1 gousse d'ail hachée
- ☒ 1 cuillère jus de citron
- ☒ 6 feuilles de basilic déchirées
- ☒ ½ tasse Mayonnaise sans gluten

Instructions:

1. Pour faire de la mayonnaise au basilic, mélanger tous les ingrédients de la mayonnaise dans un robot culinaire jusqu'à consistance lisse.

2. Disposez vos feuilles de laitue. Déposer 1 tranche de dinde et cuillère sur la mayonnaise au basilic. Ensuite, superposez un deuxième morceau de dinde avec du bacon et quelques tranches de tomate et d'avocat.

3. Assaisonnez un peu avec du poivre et du sel puis replier le bas et rouler. Couper en deux et servir froid.

Bouchées de poulet

Calories 295 - 15g de matières grasses - 7g de glucides - 21g de protéines

Portions: 5

Ingrédients:

- ¼ cuillère poivre
- ¼ cuillère sel
- 1 cuillère sel à l'ail
- 1 ½ cuillère paprika
- 1 tasse Farine de noix de coco
- ¼ tasse De crème
- 3 œufs
- 1 lb de poulet désossé et sans peau

Instructions:

1. Coupez le poulet en tranches.
2. Combinez la crème et les œufs ensemble.
3. Ajoutez les tranches de poulet au mélange de crème et réserver.
4. Ajoutez le poivre, le sel, le sel à l'ail, le paprika et la farine dans une assiette. Combinez avec une fourchette.
5. Trempez chaque morceau de poulet dans le mélange de farine et ajoutez à la poêle chauffée avec de l'huile de noix de coco.
6. Cuire le poulet 3 minutes et retourner. Placer sur une assiette avec une serviette pour éliminer l'huile.
7. Saupoudrez de sel supplémentaire et dévorer.

Pita à la salade de poulet

Calories 300 - 9g de matières grasses - 12g de glucides - 19g de protéines

Portions: 1

Ingrédients:

- 1 pita de blé entier
- ½ tasse Poitrine de poulet hachée
- ½ pomme râpée au choix
- 1 cuillere yogourt grec faible en gras

Instructions:

1. Mélangez le yogourt, les morceaux de poitrine de poulet et la pomme jusqu'à ce que le tout soit combiné.
2. Farcir le pita de blé entier avec le mélange de poulet.

Salade de pâtes du jardin

Calories 299 - 11g de matières grasses - 15g de glucides - 6g de protéines

Portions: 4

Ingrédients:

- 16 onces de pâtes en spirale tricolores non cuites
- ½ tasse Carottes tranchées finement
- 2 branches de céleri hachées
- ½ tasse De poivron vert haché
- ½ tasse De poivron rouge haché
- ½ tasse De poivron jaune haché
- 1 chopine de tomates raisins coupées en deux
- ½ tasse Oignon vert haché
- 16 onces de vinaigrette italienne
- ½ tasse De parmesan râpé

Instructions:

1. Faites cuire les pâtes selon les instructions. Bien rincer à l'eau froide et placer au réfrigérateur.
2. Combinez tous les légumes hachés avec la vinaigrette italienne.
3. Sortez les pâtes cuites du réfrigérateur. Mélange de légumes hachés avec des pâtes, en remuant bien.
4. Transférez dans un bol de service et garnir de parmesan.

Assiette de lentilles rouges et patates douces

Calories 200 - 6g Lipides - 5g Glucides - 12g Protéines
Portions: 1

Ingrédients:

- 1 cuillère à soupe. huile d'olive
- ½ oignon haché
- 1 cuillère paprika
- 1 patate douce pelée / coupée en dés
- 5/8 tasse De lentilles rouges
- 3 brins de thym
- 2 tasse Bouillon de légumes faible en sodium
- 1 cuillère Vinaigre de vin rouge
- Pain pita
- Choix de légumes (bâtonnets de céleri et carottes, cour-gettes, etc.)

Instructions:

1. Combinez les épices ensemble.
2. Faire bouillir les lentilles rouges selon les instructions sur l'emballage.
3. Placez la patate douce dans le four à 350 degrés pendant 20 minutes. Retirer et laisser refroidir un peu.
4. Mélangez la patate douce avec les lentilles. Combinez en-suite avec le mélange d'épices. Mettre dans une casserole avec le bouillon de légumes et le vinaigre de vin rouge. Porter à ébullition et laisser mijoter 10 minutes jusqu'à épaississement.
5. Servir dans un bol avec des tranches de légumes et du pain pita.

Salade Club

Calories 254 - 10g de matières grasses - 8g de glucides - 9g de protéines

Portions: 2

Ingrédients:

- 1 cuillère à soupe. Mayonnaise faible en gras
- 2 tasse De laitue iceberg hachée
- 1 tranche de bacon cuit / émietté
- 1 tasse Tomates raisins
- 2 tranches de dinde de charcuterie

Instructions:

1. Mélangez la laitue, le bacon et les tomates.
2. Hachez la dinde et la mélanger avec le mélange de laitue.
3. Mélangez la salade entière avec la mayonnaise.

Sandwich à sushi

Calories 296 - 10g de matières grasses - 5g de glucides - 18g de protéines

Portions: 1

Ingrédients:

- ☒ 2 tranches de dinde de charcuterie
- ☒ ¼ tasse De fromage mozzarella râpé
- ☒ 1 tasse De poivron rouge rôti haché
- ☒ 1 tortilla de blé entier

Instructions:

1. Mélangez la mozzarella et le poivron rouge rôti ensemble.
2. Tranchez le pita en lanières et disposer.
3. Garnir les lanières de pita des lanières de dinde de charcuterie et du mélange de mozzarella.
4. Roulez fermement et savourez vos «sushis».

Pois chiches épicés et thon

Calories 290 - 11g de matières grasses - 4g de glucides - 12g de protéines

Portions: 1

Ingrédients:

- ☒ 2 tasse Laitue romaine hachée
- ☒ ½ tasse Pois chiches
- ☒ ¼ cuillère poivre de Cayenne
- ☒ 3 onces de thon pâle à l'huile d'olive

Instructions:

1. Mélangez le poivre de Cayenne et les pois chiches ensemble.
2. Mélangez la laitue hachée, les pois chiches et le thon.

Quinoa mexicain

Calories 240 - 6g de matières grasses - 7g de glucides - 11g de protéines

Portions: 2

Ingrédients:

- 1 poivron rouge coupé en cubes
- Piment chipotle en poudre
- ¼ tasse De haricots noirs
- ¼ tasse grains de maïs
- ½ tasse Quinoa cuit

Instructions:

1. Faites cuire le quinoa selon les instructions sur l'emballage.
2. Mélangez le quinoa avec les haricots noirs, le maïs et le poivron rouge. Saupoudrer de poudre de chili et dévorer.

Recettes de dîner

Poulet et pepperoni à la mijoteuse

Calories 300 - 10g de matières grasses - 4g de glucides - 52g de protéines
Portions: 4

Ingrédients:

- ½ tasse Olives noires tranchées
- 35 pepperonis de dinde coupés en deux
- ¼ tasse flocons de piment rouge
- ½ cuillère basilic
- 1 cuillère assaisonnement italien
- 3 cuillères à soupe. pâte de tomate
- 1 tasse De bouillon de poulet faible en sodium
- 2 livres de poitrines de poulet désossées et sans peau

Instructions:

1. Mettez le poulet dans la mijoteuse et assaisonnez de poivre et de sel.
2. Mélangez les flocons de piment rouge, l'assaisonnement italien, la pâte de tomate et le bouillon de poulet et les ajouter au poulet.
3. Ajoutez ensuite les olives et les pepperonis dans la mijoteuse.
4. Cuire 3 heures à intensité élevée ou 6 heures à intensité basse.
5. Déchiqueter le poulet avec des pinces et bien mélanger pour absorber les liquides de cuisson.

Penne aux trois fromages

Calories 284 - 7g de lipides - 44g de glucides - 16g de protéines
Portions: 8

Ingrédients:

- 2 cuillères à soupe. persil
- 1 ½ tasse De fromage mozzarella râpé
- ½ tasse De ricotta partiellement écrémé
- ½ tasse De fromage cottage faible en gras
- ¼ cuillère poivre
- ¼ cuillère sel
- ½ cuillère. Origan
- ½ cuillère basilic
- 1 pot de sauce pour pâtes

Instructions:

1. Chauffez une casserole d'eau salée jusqu'à ébullition. Cuire les pâtes jusqu'à ce qu'elles soient al dente. Égoutter et placer sur le côté.
2. Faites chauffer l'huile d'olive dans une poêle et ajoutez l'ail et les oignons 3 à 5 minutes jusqu'à ce qu'ils soient ramollis. Baisser le feu et verser la sauce pour pâtes. Incorporer le poivre, le sel, l'origan et le basilic. Couvrir et cuire 5 à 7 minutes.
3. Assurez-vous que le four est préchauffé à 350 degrés. Enduisez généreusement un plat 8x8.
4. Mélangez une tasse de mozzarella, de ricotta et de fromage cottage.
5. Retirer la sauce du feu et incorporer les pâtes.

6. Versez la moitié du mélange dans le plat. Étaler le mélange de fromage sur le dessus, suivi du reste des pâtes et du reste du mélange de fromage.
7. Saupoudrer du reste de fromage mozzarella.
8. Cuire au four de 18 à 20 minutes jusqu'à ce que le fromage soit fondu.

Poulet mexicain maigre au four

Calories 280-13g Lipides - 15g Glucides - 30g Protéines
Portions: 8

Ingrédients:

- ☒ lanières de tortilla écrasées de 1 once
- ☒ ½ tasse De fromage cheddar râpé réduit en gras
- ☒ 4 tortillas de 9 pouces à haute teneur en fibres
- ☒ boîte de 10 onces de sauce pour enchilada rouge
- ☒ 2 onces de fromage à la crème réduit en gras
- ☒ 1 tasse Mélange de fromages mexicains râpés à faible teneur en matière grasse
- ☒ 1 tasse Oignon blanc haché
- ☒ 2 boîtes de 4 onces de piments verts coupés en dés
- ☒ 2 livres de poitrines de poulet désossées et sans peau
- ☒ 2 tasse De bouillon de poulet à teneur réduite en sodium

Instructions:

1. Assurez-vous que le four est préchauffé à 350 degrés.
2. Dans une poêle, mélanger le bouillon et 1 boîte de piments et porter à ébullition. Ajouter le poulet, baisser le feu et laisser mijoter 15 minutes jusqu'à ce que le poulet soit cuit. Assurez-vous de retourner une fois pendant ce temps.
3. Retirez le poulet et retirez 1 tasse de liquide de cuisson. Laisser refroidir le poulet.
4. Effilocher le poulet.
5. Dans la même poêle, chauffer une autre boîte de piments et d'oignon avec les liquides de cuisson conservés. Faire sauter 3 minutes.

6. Ajoutez ensuite le fromage à la crème et le lait, en remuant jusqu'à ce qu'il soit fondu. Ajoutez ensuite le fromage mexicain en remuant jusqu'à ce qu'il soit fondu.
7. Ajouter la sauce enchilada au poulet râpé.
8. Enrober un moule 9x13 et placer les tortillas dans le moule, en les chevauchant un peu. Garnir de la moitié du mélange de poulet.
9. Répétez avec les autres tortillas et le reste du mélange de poulet. Garnir du reste du fromage cheddar et des chips émiettées.
10. Avec du papier d'aluminium, couvrir le moule et cuire 15 minutes.
11. Retirez le papier d'aluminium et laissez cuire encore 15 minutes.

Rouleaux de lasagne au fromage aux épinards et aux champignons

Calories 280 - 9g de matières grasses - 23g de glucides - 17g de protéines

Portions: 8

Ingrédients:

- ½ tasse Fromage mozzarella râpé
- 10 onces d'épinards hachés
- 1/8 cuillère poivre
- ¼cuillère sel
- 1 œuf battu
- ½ tasse De parmesan râpé
- Fromage ricotta en contenant de 15 onces, partiellement écrémé
- ¼ tasse Origan
- ½ tasse basilic
- Boîte de 14,5 onces de tomates en dés
- 23,5 onces de sauce pour pâtes
- 1 cuillère à soupe. ail haché
- ½ oignon coupé en cubes
- Champignons tranchés dans un contenant de 8 onces
- 1 cuillère huile d'olive extra vierge
- 8 nouilles lasagnes de blé entier

Instructions:

1. Assurez-vous que votre four est préchauffé à 350 degrés. Avec un enduit à cuisson, enduisez libéralement un plat 7x11.

2. Chauffez une casserole d'eau salée à ébullition. Ajouter les nouilles à lasagne et cuire jusqu'à ce qu'elles soient al dente. Égoutter et déposer les nouilles sur du papier ciré, en les recouvrant d'une serviette en papier humide.
3. Faites chauffer l'huile d'olive dans une poêle et ajoutez l'ail, les oignons et les champignons, faites cuire 3 à 4 minutes jusqu'à ce qu'ils soient ramollis.
4. Mélangez ensemble l'origan, le basilic, les tomates en cubes et la sauce pour pâtes.
5. Mélanger le poivre, le sel, l'œuf, le parmesan et la ricotta. Puis incorporer les épinards.
6. Versez la moitié du mélange de sauce pour pâtes dans le plat.
7. Répartissez ensuite environ 1/3 du mélange de fromage et une cuillère à soupe du mélange de champignons dans chacune des nouilles à lasagne.
8. Roulez les nouilles farcies et les placer dans le plat avec le côté joint vers le bas. Verser le reste de la sauce pour pâtes sur les nouilles et parsemer du reste du fromage mozzarella.
9. Avec du papier d'aluminium, couvrir le plat et cuire 30 minutes.

Casserole Skinny Cheeseburger

Calories 255 - 8g de matières grasses - 21g de glucides - 20g de protéines
Portions: 8

Ingrédients:

- ☒ 1 tasse De fromage cheddar fort râpé faible en gras
- ☒ 2 boîtes de tomates en dés de 14,5 onces
- ☒ 1 cuillère à soupe. moutarde jaune
- ☒ 2 cuillères à soupe. ketchup à teneur réduite en sucre
- ☒ 1 cuillère à soupe. sauce Worcestershire
- ☒ ¼ cuillère poivre
- ☒ ¼ de sel
- ☒ ½cuillère poudre d'ail
- ☒ ½cuillère poudre d'oignon
- ☒ boeuf haché maigre de 1 livre
- ☒ 1 oignon en cubes
- ☒ Macaroni aux coudes de 8 onces

Instructions:

1. Assurez-vous que votre four est préchauffé à 350 degrés. Vaporisez généreusement un plat 13x9 avec un enduit à cuisson.
2. Faites bouillir une casserole d'eau salée et ajoutez les macaronis au coude. Cuire jusqu'à ce qu'ils soient al dente, égoutter et mettre de côté.
3. Réchauffez une poêle et ajoutez le bœuf et les oignons, brisant le bœuf pendant qu'il cuit pendant 6 à 8 minutes.
4. Ajoutez le reste des ingrédients au bœuf moins le fromage. Ajouter les macaronis en remuant bien. Versez le contenu de la poêle dans le plat et couvrez de fromage.

5. Cuire au four de 20 à 25 minutes jusqu'à ce que le fromage fonde.

Poulet aigre-doux cuit au four

Calories 294 - 10g de matières grasses - 25g de glucides - 24g de protéines
Portions: 4

Ingrédients:

- ☒ 3 oignons verts émincés
- ☒ 1 poivron jaune haché
- ☒ 1 poivron rouge haché
- ☒ 1 oignon haché
- ☒ 1/8 tasse flocons de piment rouge
- ☒ 1 cuillère stévia
- ☒ 1 cuillère ail haché
- ☒ 1 cuillère à soupe. sauce soja faible en sodium
- ☒ 2 cuillères à soupe. vinaigre de riz
- ☒ ¼ tasse De ketchup à teneur réduite en sucre
- ☒ Boîtes de 8 onces de morceaux d'ananas, emballés dans du jus à 100%
- ☒ 2 cuillères à soupe. huile d'olive extra vierge
- ☒ 1/3 tasse + 2 cuillère fécule de maïs
- ☒ poitrines de poulet désossées et sans peau de 1 livre

Instructions:

1. Assurez-vous que votre four est préchauffé à 350 degrés. Graissez généreusement un plat 7x11.
2. Coupez le poulet en cubes de 1 pouce.

3. Dans un sac refermable, ajoutez 1/3 tasse de fécule de maïs et de poulet. Secouez le sac pour l'enduire.
4. Réchauffer l'huile d'olive dans une poêle, ajouter le poulet en une seule couche et cuire 1 à 2 minutes jusqu'à ce qu'il soit doré.
5. Égoutter l'ananas et réserver le jus.
6. Fouetter ensemble la fécule de maïs restante, les flocons de piment rouge, la stevia, l'ail, la sauce soya, le vinaigre de riz, le ketchup et le jus d'ananas réservé.
7. Placer le poulet cuit dans le plat. Ajoutez ensuite les poivrons rouges et jaunes, les oignons et les morceaux d'ananas au poulet, en versant le mélange de sauce à l'ananas sur les légumes et le poulet.
8. Avec du papier d'aluminium, couvrir le plat. Cuire au four 45 minutes, en veillant à faire tourner le plat à mi-cuisson.
9. Servir garni d'oignons verts. Prendre plaisir!

Casserole de poulet parmesan

Calories 268 - 4g de lipides - 40g de glucides - 2g de protéines
Portions: 8

Ingrédients:

- ¼ tasse De chapelure panko
- ¼ tasse De parmesan râpé réduit en gras
- ½ tasse Fromage mozzarella râpé réduit en gras
- 1 cuillère à soupe. assaisonnement italien
- 2 cuillères à soupe. basilic finement haché
- 3 tasse De bouillon de poulet faible en sodium
- 28 onces de tomates concassées
- Pâtes penne de blé entier en boîte de 13,5 onces
- poitrines de poulet désossées et sans peau de 1 livre

Instructions:

1. Assurez-vous que votre four est préchauffé à 350 degrés et graissez généreusement un plat 13x9.
2. Coupez le poulet en cubes de 1 pouce et étalez-le en une seule couche au fond du plat. Assaisonner le poulet avec du poivre et du sel et étendre des pâtes penne non cuites sur le poulet.
3. Versez le bouillon de poulet et les tomates concassées sur les pâtes, saupoudrer d'assaisonnement italien et de basilic.
   1. Avec du papier d'aluminium, couvrir le plat. Cuire au four 45 minutes.
4. Découvrir le plat et garnir de chapelure et de fromages. Cuire encore 10 minutes pour faire fondre le fromage.

Poêlée de burrito au fromage

Calories 275 - 11g de matières grasses - 22g de glucides - 25g de protéines
Portions: 6

Ingrédients:

- ¾ tasse Fromage râpé mexicain à 4 fromages
- 3 tortillas de blé entier de 6 pouces
- 1 tasse D'eau
- 1 tasse De salsa en morceaux
- haricots rouges à teneur réduite en sodium de 15 onces
- ¼ cuillère. paprika
- ½ cuillère sel
- ½ cuillère cumin
- ¼ cuillère poudre d'oignon
- ¼cuillère poudre d'ail
- 1 cuillère à soupe. poudre de chili
- 1 livre de dinde hachée
- 1 oignon en cubes
- 2 cuillère huile d'olive extra vierge

Garnitures en option:

- Oignons verts
- Yaourt
- Crème sure
- Tomate en cubes
- Avocat en cubes

Instructions:

1. Faites chauffer l'huile d'olive dans une poêle et ajoutez l'oignon. Faites cuire 2 à 3 minutes.
2. Ajoutez la dinde à la poêle, panée pendant la cuisson.
3. Ajoutez le paprika, le sel, le cumin, l'origan, l'oignon en poudre, l'ail en poudre et le chili en poudre à la viande, en mélangeant bien.
4. Baissez le feu et ajoutez de l'eau, de la salsa et des haricots. Laisser mijoter 4 à 5 minutes.
5. Tranchez les tortillas en lanières de 1 pouce de large. Ajouter à la poêle en les poussant environ 2 minutes pour les enrober.
6. Retirez la poêle du feu et ajoutez le fromage. Laisser reposer 5 minutes pour faire fondre le fromage.
7. Garnir avec les garnitures désirées avant de dévorer.

Lasagne au poulet au chili vert

Calories 247 - 7g Lipides - 18g Glucides - 23g Protéines
Portions: 9

Ingrédients:

- 1 tasse De fromage râpé mexicain réduit en gras
- 1 tasse Fromage ricotta, partiellement écrémé
- 1 cuillère cumin
- 2 cuillères à soupe. coriandre hachée
- 2 boîtes de 4 onces de piments verts coupés en cubes
- Boîte de 10 onces de salsa verde
- 1 tasse De yogourt grec nature
- 3 tasse Poulet cuit / râpé
- 9 nouilles lasagnes aux grains entiers

Instructions:

1. Assurez-vous que votre four est préchauffé à 350 degrés. Vaporisez généreusement un plat 13x9.
2. Cuire les nouilles à lasagne avec les instructions jusqu'à ce qu'elles soient al dente.
3. Mélangez une pincée de poivre et de sel, le cumin, la coriandre, les piments verts, la salsa verde, le yogourt et le poulet râpé.
4. Versez ¼ du mélange de poulet au fond du plat. Couche 3 de nouilles lasagne, puis 1/3 du mélange de poulet, ½ tasse de ricotta et ¼ tasse de fromage râpé.
5. Répétez les couches avec les ingrédients restants.
6. Garnir de fromage râpé et cuire 30 minutes.
7. Garnir avec plus de coriandre et de tomates hachées si vous le désirez.

Bateaux de courgettes saucisses

Calories 280 - 12g de matières grasses - 25g de glucides - 22g de protéines
Portions: 4

Ingrédients:

- ¼ tasse De parmesan râpé
- 1/3 tasse De chapelure panko
- 2 tasse Sauce marinara faible en sucre
- ½ cuillère basilic
- ½ cuillère cumin
- ½ cuillère poivre
- ½ cuillère sel
- ¼ cuillère flocons de piment rouge
- 4 saucisses en cubes
- 2 cuillères à soupe. ail haché
- 1 oignon jaune coupé en cubes
- 1 cuillère huile d'olive extra vierge
- 4 courgettes

Instructions:

1. Assurez-vous que votre four est préchauffé à 400 degrés. Graisser généreusement un plat 13x9.
2. Coupez vos courgettes en deux sur la longueur. Enlever les centres et économisez. Coupez les centres.
3. Chauffez une casserole d'eau à ébullition et ajouter les centres de courgettes évidés à la casserole. Faites cuire 1 à 2 minutes. Retirer et mettre sur une assiette tapissée de papier absorbant.

4. Faites chauffer l'huile dans une poêle et faites cuire les oignons 6 à 8 minutes jusqu'à ce qu'ils soient translucides.

5. Ajoutez la saucisse, l'ail, le centre des courgettes réservées, le basilic, le cumin, le poivre, le sel et les flocons de piment rouge dans la poêle. Cuire 2 à 3 minutes, en remuant bien pour assurer une incorporation uniforme.

6. Placez ½ tasse de sauce marinara au fond du plat et recouvrir les moitiés de courgettes et de chini dans la sauce.

9. Remplissez les courgettes du mélange de saucisses et versez le reste de la sauce sur le dessus.

7. Mélangez le parmesan et la chapelure ensemble, puis saupoudrer de chapelure sur le dessus des bateaux.

8. Vaporiser la croûte de panko avec un enduit à cuisson.

9. Cuire au four de 20 à 25 minutes jusqu'à ce que le fromage soit fondu et que le dessus devienne brun doré.

Recettes de desserts

Gâteau Fluff

Calories 120 - 0g de matières grasses - 0g de glucides - 0g de protéines
Portions: 12

Ingrédients:

- 20 onces peuvent écraser l'ananas.25
- anges en boîte de 16 onces

Optionnel:

- Garniture fouettée
- Fruits hachés

Instructions:

1. Assurez-vous que votre four est préchauffé à 350 degrés. Graisser un moule 13x9.
2. Mélangez le mélange à gâteau des anges avec l'ananas et le jus d'ananas. Bien mélanger.
3. Versez la pâte dans le moule.
4. Cuire au four de 35 à 40 minutes jusqu'à ce que le dessus soit doré.
5. Laissez refroidir et trancher en carrés. Servir avec un choix de fruits et une garniture fouettée si désiré.

Brownie en portion individuelle

Calories 100 - 0g de matières grasses - 2g de glucides - 1g de protéines
Portions: 1

Ingrédients:

- ☒ 2 cuillères à soupe. Compote de pommes
- ☒ 1 cuillère à soupe. poudre de cacao
- ☒ 1 cuillère à soupe. édulcorant de choix
- ☒ 1 cuillère à soupe. farine
- ☒ Une pincée de sel
- ☒ Une pincée de bicarbonate de soude

Instructions:

1. Bien mélanger tous les ingrédients.
2. Verser dans un bol et micro-ondes de 60 à 90 secondes.
3. Saupoudrez d'édulcorant en poudre sur le dessus, si désiré.

Dessert de gâteau au fromage maigre Oreo

Calories 134 - 8g Lipides - 3g Glucides - 0g Protéines
Portions: 2 tasses

Ingrédients:

- ☒ 4 minces Oreo
- ☒ 1 tasse De fouet frais sans gras
- ☒ 2 cuillères à soupe. mélange pour pouding instantané au fromage sans sucre
- ☒ 1 tasse De yogourt grec à la vanille sans gras

Instructions:

1. Mélangez le mélange de pouding et le yogourt jusqu'à consistance lisse. Incorporer le fouet froid, puis incorporer les biscuits Oreo écrasés.
2. Chill jusqu'à ce que vous soyez prêt à vous livrer!

Healthy Wendy's Frosty

Calories 194 - 4g de matières grasses - 5g de glucides - 0g de protéines
Portions: 2

Ingrédients:

- 7 glaçons
- 2 cuillères à soupe. fouet cool
- ½ cuillère à soupe. Édulcorant Splenda
- 1 cuillère Poudre de cacao sans sucre
- 1 cuillère vanille
- 2 cuillères à soupe. mélange de pouding au chocolat sans sucre
- 1 tasse Lait écrémé

Instructions:

1. Ajoutez tous les ingrédients dans un mélangeur, réduire en purée jusqu'à consistance lisse et la glace est hachée. Amusez vous!

Tarte aux pêches

Calories 144 - 0,3 g de lipides - 32 g de glucides - 4 g de protéines
Portions: 6

Ingrédients:

- 1 boîte de pêches dans du jus 100%
- 1 tasse Splenda
- Un soupçon de cannelle
- 1 tasse Lait écrémé
- 1 tasse Farine auto-levante

Instructions:

1. Assurez-vous que votre four est préchauffé à 375 degrés.
2. Mélangez la farine, le lait et Splenda ensemble. Incorporez ensuite les pêches.
3. Graissez un plat et verser le mélange de pêches.
4. Ajoutez de la cannelle sur le dessus.
5. Cuire au four de 30 à 35 minutes jusqu'à ce qu'ils soient dorés.

Sorbet aux cerises

Calories 142 - 0.7g Lipides - 26g Carb - 10g Protéines
Portions: 2

Ingrédients:

- ☒ 1 cuillère édulcorant
- ☒ 2 - 2 ½ cuillères à soupe. Lait
- ☒ sac de 16 onces de cerises congelées non sucrées
- ☒ Contenant de 5 onces de yogourt grec à la vanille sans gras

Instructions:

1. Dans un mélangeur, réduire en purée les cerises et le yogourt ensemble.
2. Ajoutez un édulcorant et une cuillère à soupe de lait. Mélanger jusqu'à ce que crémeux, en ajoutant ½ cuillère à soupe de lait à la fois jusqu'à ce que vous atteigniez une consistance crémeuse et épaisse.

Biscuits indulgence santé à 2 ingrédients

Calories 32 - 0g de matières grasses - 5g de glucides - 1g de protéines
Portions: 18

Ingrédients:

- 1 ¾ tasse d'avoine rapide
- 2 bananes mûres

Compléments facultatifs:

- ¼ tasse De noix de coco râpée
- 1 à 2 cuillères vanille
- 1/3 tasse Fruits secs (dattes, raisins secs, raisins secs, canneberges, etc.)
- 1/3 tasse de noix concassées (noix, amandes, cacahuètes, pacanes, etc.)
- ¼ tasse De copeaux de beurre d'arachide
- ¼ tasse Tartinade aux noisettes
- ¼ tasse de chips de cacao
- 1 à 2 cuillères Miel
- ¼ tasse de pépites de chocolat noir
- 4 cuillères à soupe. farine d'arachide ou beurre de noix

Instructions:

1. Assurez-vous que votre four est préchauffé à 350 degrés.
2. Écrasez vos bananes et ajoutez de l'avoine en mélangeant bien.
3. Incorporez l'un des ingrédients facultatifs de la liste.

4. De papier sulfurisé, tapisser une plaque à pâtisserie. Déposer des quantités de pâte de la taille d'une cuillère à soupe sur le plateau.
5. Cuire au four de 15 à 20 minutes jusqu'à ce qu'ils soient dorés.

Barres à l'avoine et aux fraises

Calories 205 - 2g de matières grasses - 4g de glucides - 3g de protéines
Portions: 16

Ingrédients:

- 1 cuillère à soupe. sucre
- 1 cuillère à soupe. jus de citron frais
- 2 tasses De fraises en cubes
- 6 cuillères à soupe. beurre fondu non salé
- ¼ cuillère sel
- ¼ cuillère gingembre
- 1/3 tasse De cassonade claire
- ¾ tasse farine de blé entier blanche
- 1 tasse De flocons d'avoine à l'ancienne

Glaçage à la vanille:

- 1 cuillère à soupe. Lait
- ½ c. vanille
- ½ c. De sucre en poudre tamisé

Instructions:

1. Assurez-vous que votre four est préchauffé à 375 degrés et qu'une grille est placée au centre du four. De papier sulfurisé, tapisser un plat 8x8.
2. Combinez le sel, le gingembre, la cassonade, la farine et l'avoine. Incorporer le beurre fondu, en remuant jusqu'à la formation de grumeaux et tous les ingrédients secs sont humidifiés.
3. Réservez ½ tasse de mélange de crumble et presser le reste dans le fond du plat.
4. Saupoudrez la moitié des fraises sur la croûte de crumble dans le plat, avec la fécule de maïs.
5. Ensuite, arrosez de jus de citron et ½ cuillère à soupe de sucre.
6. Ajouter les baies restantes et le sucre restant. Ensuite, saupoudrez le mélange de crumble réservé sur le dessus de tout.
7. Cuire au four de 35 à 40 minutes jusqu'à ce que les fruits deviennent pétillants et que le mélange de crumble soit doré et sent le grillé.
8. Préparez le glaçage pendant que les barres refroidissent en mélangeant le lait, la vanille et le sucre jusqu'à consistance lisse.
9. Soulevez les barres de la poêle, arrosez de glaçage, tranchez et dévorez!

Mini gâteaux à l'envers à l'ananas

Calories 107 - 2g de lipides - 20g de glucides - 1g de protéines
Portions: 24

Ingrédients:

- 3 oeufs
- 1/3 tasse De compote de pommes non sucrée
- 1 boîte de mélange à gâteau jaune
- 12 cerises au marasquin coupées en deux
- Boîte de 20 onces de morceaux d'ananas dans du jus à 100%
- 1 tasse de jus d'ananas réservé
- 2 cuillères à soupe. cassonade

Instructions:

1. Assurez-vous que votre four est préchauffé à 350 degrés. Graisser généreusement un moule à 12 muffins.
2. Saupoudrez ¼ cuillère de cassonade dans chaque compartiment à muffins.
3. Coupez les morceaux d'ananas en deux et déposez 2 moitiés dans chaque boîte, en plaçant les extrémités des rangées étroites ensemble pour ressembler à un nœud papillon.
4. Mettez 1 moitié de cerise au centre des nœuds à l'ananas.
5. Fouetter les œufs, le jus d'ananas réservé, la compote de pommes et le mélange à gâteau avec un batteur à main jusqu'à consistance lisse.
6. Versez la pâte sur des moules remplis.
7. Cuire au four de 12 à 15 minutes.

8. Laissez refroidir et retirer en passant un couteau à beurre le long des bords. Retourner, de sorte que le fond du gâteau soit le dessus pour révéler un délicieux ananas.

Pommes au four farcies

Calories 182 - 4g de lipides - 38g de glucides - 5g de protéines
Portions: 4

Ingrédients:

- ¼ cuillère vanille
- 1 cuillère zeste d'orange
- 2 cuillères à soupe. Fromage Frais
- 1 cuillère cannelle
- 2 cuillères à soupe. cassonade
- ¼ tasse d'avoine instantanée
- 4 pommes

Instructions:

1. Assurez-vous que votre four est préchauffé à 375 degrés.
2. Retirez les cœurs des pommes, en veillant à ne pas les couper.
3. Mélanger la cannelle, la cassonade et l'avoine.
4. Mélangez la vanille, le zeste d'orange et le fromage à la crème.
5. Versez une cuillère à soupe de mélange de fromage à la crème dans chaque pomme et remplissez le reste de pommes avec le mélange d'avoine.
6. La place remplie s'applique à un plat allant au four. Versez de l'eau autour de la pomme juste assez pour couvrir le fond d'environ 1 centimètre.
7. Avec du papier d'aluminium, couvrez légèrement le moule. Cuire au four 20 minutes.
8. Découvrir le plat et cuire encore 25 à 30 minutes.

Conclusion

Je tiens à vous féliciter d'avoir terminé le livre de recettes complet à faible teneur en calories!

J'espère que vous avez trouvé ce livre comme un excellent guide alors que vous franchissez le pas en creusant vraiment profondément pour changer votre style de vie global pour le mieux. Ce livre contient non seulement une belle variété de repas pour toutes les parties de la journée, mais s'il est utilisé avec d'autres habitudes de santé, vous êtes celui qui détient le pouvoir sur votre santé. Il est temps d'arrêter de laisser la nourriture pratique, la restauration rapide et la malbouffe diriger votre vie.

Si vous êtes prêt à cesser de vous sentir minable à propos de votre image de soi et que vous voulez vous sentir mieux physiquement, c'est maintenant à vous de prendre les rênes de votre vie et de reprendre le contrôle!

Je suis sûr que vous avez trouvé un certain nombre de recettes dans ce livre qui ont attiré votre attention et vous ont mis l'eau à la bouche; commencez par ces recettes! Ensuite, parcourez les recettes restantes. Je suis convaincu que vous commencerez à remarquer une différence dans votre énergie et votre santé globales en alimentant votre corps avec des repas et des friandises délicieux, sains et faibles en glucides!

J'espère qu'avec ce livre, vous serez en mesure d'atteindre vos objectifs de santé et de remise en forme, quels qu'ils soient.

Livre de recettes à faible teneur en glucides En français/ Low Carb Recipe Book In French

Chapitre un: Recettes du petit déjeuner

Le petit-déjeuner est le repas le plus important de la journée. Commençons donc par quelques bonnes recettes pour vous aider, vous et votre famille, sur leur chemin. Certaines de ces recettes peuvent être préparées à l'avance et cuites à la volée, ce qui les rend parfaites pour la famille occupée. Ils nourrissent la famille et encore maman hors de la cuisine à temps pour vaquer à sa journée bien remplie. Certaines de ces recettes sont également adaptées aux enfants, permettant à vos enfants de s'impliquer dans la préparation du repas. La plupart d'entre eux peuvent également être consommés à tout moment de la journée, ce qui en fait un excellent moyen de rester fidèle à votre style de vie faible en glucides et d'impliquer la famille dans leur préparation.

Œuf retourné au fromage

Celui-ci est rapide et facile, et les enfants l'adorent. C'est un excellent moyen de les alimenter avant de sortir pour affronter leur journée. En fait, c'est aussi une excellente solution pour les parents:

Ingrédients:

- Beurre, 1 cuillère à soupe
- Fromage cheddar (non transformé), 1 tranche
- Crème double (ou épaisse), 2 cuillères à soupe
- Œuf, 1 battu

Que faire:

- Faites chauffer le beurre dans une petite poêle à feu moyen.
- À l'aide d'un petit plat, mélanger la crème épaisse et l'œuf.

- Versez le mélange dans la poêle et laissez cuire jusqu'à ce qu'il commence à bouillonner.
- Retourner le mélange d'œufs et ajouter la tranche de fromage.
- Cuire environ 10 secondes jusqu'à ce que le fromage fonde.
- Servir avec une tranche de pain grillé faible en glucides et du beurre.

Œufs et légumes faibles en glucides

Regardons les choses en face, quand quelqu'un pense au petit-déjeuner, il ne pense qu'aux œufs. Pas vrai, mon ami. Ajoutez des légumes pour un excellent petit-déjeuner «Fuel-me».

Ingrédients:

- Huile de coco, deux cuillères à soupe, chauffée
- Mélange de légumes de la Californie, surgelés (vous pouvez préparer votre propre mélange de brocoli, chou-fleur, oignons et haricots verts surgelés, 1 tasse de chacun)
- Épinards, une tasse (facultatif, mais suggéré pour la nutrition)
- Sel et poivre au goût
- Œufs, quatre battus

Que faire:

- Placez les légumes dans l'huile et remuer jusqu'à ce qu'ils soient bien cuits.
- Ajoutez les œufs et les épices.
- Remuez fréquemment pour terminer la cuisson.

- ☒ Servir tel quel ou avec une tranche de pain grillé faible en glucides.

Vous pouvez également préparer ce plat pour le déjeuner ou le dîner.

tasse de frittata

Il y a des moments où vous voulez juste un petit quelque chose pour vous-même après que la famille soit allée à l'école ou au travail. Celui-ci correspond à la facture.

- ☒ Œuf, une
- ☒ Morceaux de bacon, deux cuillères à soupe
- ☒ Double crème (crème épaisse), deux cuillères à soupe
- ☒ Poivron vert, un quart de tasse
- ☒ Fromage cheddar, un quart de tasse

Que faire:
- ☒ Mélangez les ingrédients ci-dessus dans une grande tasse vaporisée d'huile de cuisson.
- ☒ Mettez-le à la micro-onde et laissez cuire une minute et demie.
- ☒ Si vous le souhaitez, vous pouvez ajouter plus de fromage.

Vous voudrez peut-être une cuillère pour celui-ci car vous voudrez chaque bouchée!

Casserole de petit-déjeuner italienne à faible teneur en glucides

Vous pouvez préparer cette recette à l'avance et la réchauffer simplement dans votre micro-onde pour un délicieux petit-déjeuner nutritif sur le pouce.

Ingrédients:

- Saucisse italienne, douze onces
- Chou-fleur, sept onces, coupé en bouchées et rincé
- Beurre, deux onces
- Œufs, huit, légèrement battus
- Crème épaisse (double crème), une tasse
- Basilic frais, quatre cuillères à soupe, haché (vous pouvez également utiliser deux cuillères à soupe de basilic séché.)
- Fromage râpé de votre choix, cinq onces
- Poivre et sel d'assaisonnement au goût

Que faire:

- Chauffez votre four à 200 degrés Celsius (400 degrés Fahrenheit)
- Rincez et coupez le chou-fleur. Couper en bouchées
- Ajoutez le beurre dans une poêle et faire revenir le chou-fleur jusqu'à ce qu'il commence à ramollir
- Ajoutez la saucisse à la poêle et émietter pendant la cuisson complète et le mélange est doré.
- Saupoudrez d'un peu de poivre et de sel d'assaisonnement.
- Graissez un plat de cuisson et verser le mélange à saucisses

- ☒ À l'aide d'un bol à mélanger moyen, mélanger les ingrédients restants à l'exception du basilic
- ☒ Ajoutez les œufs au mélange de saucisses. Ajoutez le basilic sur le dessus.
- ☒ Laissez cuire le mélange pendant 30 à 40 minutes ou jusqu'à ce que le mélange soit pris et devienne doré.

Si la casserole n'est pas encore prise mais montre des signes qu'elle pourrait brûler, vous pouvez recouvrir le plat d'une feuille de papier d'aluminium. Une fois terminé, laissez refroidir une dizaine de minutes avant de servir.

Si elle est préparée à l'avance, vous pouvez chauffer chaque portion du rôle de casse à la micro-onde pendant deux minutes avant de servir.

Fabuleux repas d'avoine à faible teneur en glucides

D'accord, celui-ci ne contient pas d'avoine. Mais vous ne les manquerez pas avec cette excellente recette. Vous pouvez également préparer celui-ci à l'avance et cuisiner selon vos besoins.

Ingrédients*:*

- Graines de chia, une cuillère à soupe.
- Graines de lin, une cuillère à soupe.
- Lait d'amande ou de coco, une tasse.
- Graines de tournesol (sans coquilles), une cuillère à soupe.
- Sel, une pincée si désiré.

Que faire:

- Ajoutez tous les ingrédients dans une petite casserole. Faites bouillir.
- Baissez le feu et laissez mijoter jusqu'à ce qu'il atteigne l'épaisseur désirée. (Cela ne devrait pas prendre plus de quelques minutes.) Bien mélanger.
- Garnir de beurre et de lait d'amande ou de coco.

Quelques conseils sur celui-ci: Vous pouvez ajouter une touche de cannelle, de fruits frais, de raisins secs ou de noix. Vous n'êtes limité que par votre imagination.

Voici la recette pour en conserver pour plus tard:

- Graines de lin, une tasse et un quart.
- Graines de chia, une tasse et un quart.
- Graines de tournesol (sans coquilles), une tasse et quart.
- Cannelle, une cuillère à soupe.
- Sel, une demi-cuillère à café (facultatif).

Mélanger les ingrédients ci-dessus et conserver dans un récipient scellé. Pour l'utiliser, mesurez trois cuillères à soupe du mélange de graines pour une tasse de lait d'amande ou de coco pour un petit déjeuner rapide. Faites cuire selon les instructions ou pendant deux minutes à la micro-onde. Remuez et cuire trente secondes de plus à chaque fois jusqu'à ce que l'épaisseur désirée soit obtenue.

Crêpes à faible teneur en glucides

Celui-ci est une recette qui guérira cette envie de crêpes le matin. Non seulement ils sont nutritifs, mais ils guérissent cette envie d'avoir des aliments frits que vous ne devriez pas avoir.

Il y a aussi une astuce à faire à ce sujet: Mélangez les ingrédients et conservez-les au réfrigérateur. Le matin, mettez simplement l'huile dans la poêle et commencez la cuisson.

Ingrédients:

- Oeufs, deux, battus.
- Couenne de porc, deux tiers d'once, finement écrasée.
- Lait de cajou, d'amande ou de coco, deux cuillères à soupe. (Assurez-vous qu'ils ne sont pas sucrés.)
- Cannelle moulue, une cuillère à café.
- Extrait d'érable, une cuillère à café.
- Huile de coco, deux cuillères à soupe.

Que faire:

- Ajoutez les couennes de porc dans un mélangeur et utiliser un réglage pulsé jusqu'à ce que les couennes soient réduites en une poudre fine.
- Ajoutez le reste des ingrédients et mélangez-les jusqu'à consistance lisse.
- À l'aide d'une cuillère à soupe d'huile, placez une poêle à feu moyen.
- Ajoutez un quart de tasse de pâte dans la poêle et faire dorer. Retourner la crêpe pour qu'elle dore de l'autre côté. Il faut environ deux minutes avant de le retourner.
- Déposez la crêpe cuite dans une assiette. Continuez la cuisson de la pâte comme décrit.

Pour servir, vous pouvez ajouter une cuillerée de crème sure, de fruits frais ou de beurre bruni. (À titre personnel, je les mange avec mes pêches, poires ou pommes en conserve à la maison. Assurez-vous simplement qu'elles sont en conserve sans sucre raffiné.)

Gâteaux de pommes de terre rissolés

Vous n'avez pas à vous priver de certains des meilleurs aliments au monde. Les pommes de terre sont l'une des plus grosses sur la liste des envies. Cette recette guérit cela d'une manière faible en glucides. Mais vous devez vous rappeler que la modération est la clé de tout régime. Cela ne signifie pas que vous ne pouvez pas vous adonner à de la bonne nourriture. Cela signifie simplement que vous, et vous seul, contrôlez ce que vous mangez. Cependant, vous devriez vous adonner à une bonne recette à la fois faible en glucides et adaptée aux diabétiques.

Ingrédients:

- ☒ Oignon, moitié, tranché finement et haché.
- ☒ Huile d'olive, une cuillère à soupe.
- ☒ Pommes de terre rissolées râpées, une livre.
- ☒ Thym, deux cuillères à café de frais, ciselé ou un quart de cuillère à café séché.
- ☒ Sel, un quart de cuillère à café.
- ☒ Poivre noir, un huitième de cuillère à café.
- ☒ Enduit de cuisson.

Que faire:

- ☒ En utilisant un réglage de 300 degrés, allumez votre four.
- ☒ Vaporisez un peu d'enduit à cuisson dans une poêle. Placez sur chaleur moyenne pendant que vous faites le mélange.
- ☒ Combinez les six premiers ingrédients dans un grand bol.
- ☒ Préparez une galette de pommes de terre et placez-la dans la casserole chauffée à l'aide d'une cuillère à soupe arrondie du mélange. Aplatissez la galette pendant qu'elle cuit pendant cinq minutes. Retournez très soigneusement

la galette pour qu'elle dore de l'autre côté pendant encore cinq minutes. Ils devraient être brun doré une fois terminés.

☒ Placez les galettes sur une plaque à pâtisserie et mettez-les au four pour qu'elles restent au chaud pendant que vous faites frire le reste des galettes. Utilisez plus d'aérosol de cuisson si nécessaire pour faire frire.

☒ Lorsque vous avez terminé de frire les galettes, laissez-les chauffer pendant cinq à dix minutes au four.

Servez les galettes chaudes. Vous pouvez également les réchauffer comme des restes en utilisant votre micro-ondes dans un réglage de deux minutes.

Chapitre deux: Recettes du déjeuner

Dans le monde d'aujourd'hui, le déjeuner est généralement pris au travail ou sur le pouce pendant que vous faites vos courses. Il va donc sans dire qu'il doit être portable, facile à réparer et nutritif. La dernière chose que vous voulez faire avec un régime pauvre en glucides est de vous rendre au fast-food le plus proche!

Avocats farcis à la salade de poulet

C'est une recette préparée à l'avance que vous pouvez emporter avec vous pour votre repas de midi. Non seulement il est faible en glucides, mais c'est un régal gustatif qui vous permettra de passer votre après-midi lors d'une journée bien remplie.

Ingrédients:

- Yaourt grec nature faible en gras, un tiers de tasse.
- Mayonnaise (pas de vinaigrette), un quart de tasse.
- Estragon, une cuillère à soupe hachée fraîche ou une cuillère à café séchée.
- Sel, trois quarts de cuillère à café.
- Poivre moulu, un quart de cuillère à café.
- Céleri, haché, une tasse.
- Poitrine de poulet désossée et sans peau, une livre.
- Raisins rouges sans pépins, une tasse, coupés en deux si désiré.
- Pacanes hachées grillées, un quart de tasse.
- Avocats, deux fermes et mûrs, coupés en deux et dénoyautés.

Que faire:

- ☒ À l'aide d'une grande casserole, ajoutez le poulet. Versez suffisamment d'eau pour couvrir la viande. Faire bouillir jusqu'à cuisson complète, environ 15 minutes. (Vous pouvez également utiliser du poulet en conserve, mais faites attention à la teneur en sodium.)

- ☒ Hacher ou effilocher le poulet légèrement refroidi et réfrigérer jusqu'à ce qu'il soit complètement refroidi environ 30 minutes.

- ☒ Placez le yogourt, la mayonnaise, l'estragon, le poivre et le sel dans un bol assez grand. Remuer jusqu'à ce que le tout soit bien mélangé.

- ☒ Ajoutez le poulet, le céleri, les raisins et les pacanes. Remuer jusqu'à homogénéité.

- ☒ À ce stade, vous pouvez réfrigérer la salade pour l'utiliser plus tard. (Il se conservera jusqu'à trois jours au réfrigérateur.) Pour le servir, remplissez chaque moitié d'avocat avec environ une demi-tasse de sal-ad. Servir immédiatement ou placer dans un contenant à emporter avec vous.

Juste une note: si vous conservez la salade pour une utilisation ultérieure, ne la stockez pas avec l'avocat. Remplissez l'avocat juste avant de servir pour un résultat optimal.

Salade Cobb aux Crevettes Facile

C'est une salade facile qui peut être mélangée à l'avance pour un déjeuner satisfaisant. Bien que peu calorique, il contient des protéines.

Ingrédients:

- ☒ Poitrine de poulet désossée et sans peau, une livre.
- ☒ Laitue romaine, trois tasses, hachée.
- ☒ Tomates cerises ou raisins, cinq.
- ☒ Concombre, tranché, un quart de tasse (un peu plus si désiré).
- ☒ Œuf dur, un, tranché.
- ☒ Grosses crevettes, cinq, cuites et pelées, queues retirées.
- ☒ Du poivre fraîchement moulu au goût.
- ☒ Vinaigrette au fromage bleu clair, deux cuillères à soupe.

Que faire:

- ☒ Pour faire bouillir les œufs durs, placez-les en une seule couche au fond d'une casserole. Ajoutez suffisamment d'eau pour couvrir les œufs. Porter à ébullition. Baissez le feu et laissez mijoter pendant dix minutes. Retirez du feu, versez l'eau bouillante et placez-les sous un jet constant d'eau froide jusqu'à ce que les œufs soient refroidis. (Cela les rend plus faciles à peler.) Réfrigérer jusqu'au moment de l'utiliser.
- ☒ Superposez les ingrédients de la salade, en plaçant l'œuf tranché dessus. Si vous ne servez pas la salade immédiatement, placez la vinaigrette dans un récipient séparé.
- ☒ Au moment de servir, verser la vinaigrette sur le dessus et remuer doucement pour mélanger.

Tasse de nouilles au poulet et curry

Un style de vie chargé vous oblige à demander: «Qu'est-ce que c'est pour le déjeuner?» Lorsque vous n'avez pas beaucoup de temps, cette friandise de midi est idéale pour les personnes en déplacement. La préparation est facile et se fait à l'avance. Lorsque l'heure du déjeuner arrive, il est prêt en deux à trois minutes.

Cette recette donne trois pots.

Ingrédients:

- ☒ Pâte de bouillon de poulet, 3 cuillères à café, divisé.
- ☒ Pâte de curry rouge, six cuillères à café, divisées.
- ☒ Lait de coco, six cuillères à soupe, divisé.
- ☒ Grosses crevettes, cinq, cuites et pelées, queues retirées.
- ☒ Légumes sautés surgelés, une tasse et demie, divisés.
- ☒ Poitrine de poulet, neuf onces, cuite et hachée, divisée.
- ☒ Nouilles de courgettes en spirale, une tasse et demie, divisées.
- ☒ Coriandre, hachée, trois cuillères à soupe, divisée.

Que faire:

- ☒ Superposez les ingrédients divisés dans le fond de trois bocaux d'une pinte et demi. Couvrir et réfrigérer.
- ☒ Lorsque vous êtes prêt à préparer, ajoutez une tasse d'eau très chaude dans un bocal. Secouez pour bien mélanger.
- ☒ Retirez le couvercle et placez-le à la micro-onde par incréments d'une minute jusqu'à ce que la vapeur soit chaude.
- ☒ Laissez reposer cinq minutes avant de servir. (Pour des nouilles plus tendres, replacez légèrement le couvercle sur le pot pour contenir de la vapeur.)
- ☒ Remuez et mangez!

Salade de poulet, tomates grillées et brocoli

Le déjeuner étant quelque chose que la plupart d'entre nous font à la volée, il est préférable de le préparer à l'avance. Avoir un plat dans le réfrigérateur pour sortir sur le pouce est un bon moyen d'être sûr de ne pas se tourner vers un restaurant de Fast-food juste pour avoir quelque chose dans l'estomac.

Celui-ci n'a l'air compliqué qu'en surface. C'est en fait simple à faire si vous préparez les ingrédients à l'avance et préparez un plat à emporter. Non seulement vous obtenez une alimentation équilibrée et faible en glucides, mais vous économisez de l'argent en passant des commandes spéciales dans un restaurant. En outre, le temps d'attente dans un restaurant pour votre commande spéciale réduit le temps dont vous disposez pour savourer votre nourriture.

Cette recette donne six portions. Vous pouvez l'ajuster au besoin, mais si toute votre famille a besoin d'un bon déjeuner, vous voudrez faire la recette complète!

Ingrédients:

- ☒ Fleurons de brocoli, trois tasses.
- ☒ Tomates, une livre et demie, moyennes.
- ☒ Poitrine de poulet râpée et cuite, trois tasses.
- ☒ Huile d'olive extra vierge, deux cuillères à café plus trois cuillères à soupe.
- ☒ Poivre noir moulu, une cuillère à café.
- ☒ Chili en poudre, une demi-cuillère à café.
- ☒ Sel, une cuillère à café.
- ☒ Jus de citron, un quart de tasse.

Que faire:

- ☒ Faites bouillir une grande casserole d'eau et ajoutez le brocoli. Faites cuire environ cinq minutes. Retirez l'eau chaude et versez de l'eau froide jusqu'à refroidissement. Bien égoutter.
- ☒ Pendant ce temps, coupez les tomates en deux et pressez-les doucement pour enlever les graines.
- ☒ Placez les tomates sur une serviette en papier (côté coupé vers le bas) pour éliminer l'humidité pendant quelques minutes.
- ☒ À l'aide d'une grande poêle lourde (j'utilise un fer à repasser), chauffez sur un brûleur jusqu'à ce qu'elle soit brûlante. Enrobez les tomates d'huile d'olive et placez-les dans la poêle, côté coupé vers le bas. Cuire jusqu'à ce qu'il commence à carboniser et à ramollir, environ trois à cinq minutes.
- ☒ Badigeonnez à nouveau les tomates d'huile et tournez pour carboniser la peau, environ deux minutes. Une fois carbonisés, déplacez les tomates dans une assiette. (Laissez la casserole telle quelle!)
- ☒ Versez le reste des trois cuillères à soupe d'huile d'olive dans la poêle et ajoutez le poivre, le sel et la poudre de chili. Mélangez continuellement pendant environ quarante-cinq secondes pour cuire. Retirez la casserole du feu. Grattez la casserole pour détacher les morceaux dorés. Versez lentement le jus de citron. Attention aux éclaboussures! Retirer du feu et bien mélanger.
- ☒ Coupez les tomates en gros morceaux et ajoutez-les dans un bol de taille adéquate. Versez le brocoli et le poulet. Versez le jus de cuisson sur le dessus.

Vous pouvez couvrir et réfrigérer ce plat jusqu'à deux jours. Cependant, aussi bon soit-il, vous n'en aurez pas à perdre ici. Le déjeuner est servi!

Burgers faibles en glucides

De temps en temps, nous avons tous envie d'un bon hamburger, mais nous voulons toujours maintenir notre style de vie faible en glucides. C'est exactement ce que fait ce hamburger. Vous pouvez avoir ceci pour un déjeuner ou pendant un barbecue. Prenez simplement vos fixations avec vous et giflez votre hamburger sur le gril.

Ingrédients:

- ☒ Ail en poudre, une demi-cuillère à café.
- ☒ Sauce soja, une cuillère à soupe et demi.
- ☒ Oeuf, un, légèrement battu.
- ☒ Oignon, un petit, bien émincé.
- ☒ Dinde, boeuf, poulet ou porc, haché, une livre et demie.
- ☒ Pain faible en glucides, douze tranches.

Que faire:

- ☒ Mélangez tous les ingrédients, sauf le pain. Assurez-vous qu'ils sont bien mélangés.

- ☒ Presser en six galettes. Si vous aimez les hamburgers plus épais, appuyez en conséquence et diminuez le nombre de tranches de pain à faible teneur en glucides dont vous aurez besoin.

- ☒ Faites dorer dans une poêle avec une petite quantité d'huile de noix de coco ou mettez-les sur le gril pour les faire dorer. Assurez-vous simplement que la température intérieure des hamburgers atteint 160 degrés pour une alimentation sûre.

- ☒ Placez chaque galette de hamburger sur une tranche de pain faible en glucides.

- ☒ Ajoutez les condiments que vous souhaitez en vous assurant qu'ils ne contiennent pas de sucre raffiné. Catsup ou Ketchup peuvent contenir du sucre. La moutarde est généralement sans sucre. Le goût contient parfois du sucre. Si vous préférez, vous pouvez humidifier votre hamburger avec une tranche de fromage à la place. Habituellement, ils ne contiennent pas de sucre.

- ☒ Profitez de votre hamburger faible en glucides avec vos amis ou votre famille. Et rappelez-vous que vous vivez un style de vie formidable en matière de nutrition.

Si vos amis et votre famille savent que vous vivez un style de vie faible en glucides, ils ne seront pas offensés lorsque vous apporterez votre propre hamburger à leur barbecue. Mais si vous êtes confronté à une situation, ne mangez que de la viande. C'est généralement votre meilleur pari.

Chapitre trois: Recettes du dîner

Le dîner est le repas où la famille peut se retrouver et partager un bon repas tout en discutant des événements de la journée. Vous voulez quelque chose de satisfaisant tout en étant faible en glucides. Lésiner sur la saveur et la nutrition n'est pas une option. Alors, voici quelques bons à essayer.

Ailes de poulet aux légumes verts

C'est une autre recette qui est variable, en fonction des personnes que vous devez nourrir. Vous pouvez ajouter ou diminuer selon vos besoins.

Ingrédients:

- Feuilles d'épinards ou feuilles de laitue.
- Ailes de poulet, pointes coupées et rincées. Prévoyez de deux à quatre pour chaque personne.
- Épices comme vous le souhaitez. (Il existe un mélange d'épices que vous pouvez obtenir dans le commerce ou mélanger le vôtre à votre guise.)

Que faire:

- Chauffez votre four à 350 degrés.
- Rincez les ailes de poulet et placez-les entre des serviettes en papier pour les sécher un peu.
- Nappez le poulet des épices désirées.
- Placez une feuille de papier d'aluminium sur une plaque de cuisson et aspergez-la d'un aérosol de cuisson.
- Mettez le poulet épicé sur la poêle en une seule couche.
- Cuire au four pendant 45 minutes ou jusqu'à ce qu'ils soient dorés.

☒ Servir avec des épinards ou des feuilles de laitue pour un bon repas.

Bouchées de poitrine de porc rôti au chou braisé

Cette recette est facile à faire et a beaucoup de saveurs. Une mise en garde, cependant: si vous êtes un compteur de calories, vous voudrez peut-être ajuster les portions en conséquence. Chaque assiette a environ 900 calories par portion. Mais dans le monde à faible teneur en glucides, le comptage des calories ne fait généralement pas partie de l'équation.

Bouchées de poitrine de porc

Ingrédients:

☒ Sel et poivre au goût.
☒ Graines de fenouil, deux cuillères à café.
☒ Huile d'olive, deux cuillères à soupe.
☒ Poitrine de porc, deux livres.

Chou braisé

☒ Chou blanc (ou chou de Savoie), un quart de tête, finement haché.
☒ Clous de girofle, deux.
☒ Huile d'olive, deux cuillères à soupe.
☒ Anis, une étoile.
☒ Graines de carvi, deux cuillères à café.
☒ Chou rouge, un quart de tête, finement haché.
☒ Vinaigre de vin rouge, deux cuillères à soupe.
☒ Bouillon de poulet, une tasse.

Que faire:

- ☒ Préchauffez votre four à 425 degrés.
- ☒ Entaillez la peau du ventre de porc avec un couteau tranchant, créant des bandes d'un pouce. Ne coupez pas la viande. Frottez toute la poitrine de porc avec l'huile, les graines de fenouil, le sel et le poivre. Assurez-vous que les assaisonnements correspondent aux scores que vous avez obtenus.
- ☒ Placez la poitrine de porc sur un plat allant au four, côté peau vers le haut. Mettez au four et laissez cuire 20 minutes, pour que la peau commence à devenir croustillante.
- ☒ Réduisez la température du four à 325 degrés et faites cuire le porc pendant une heure et demie à deux heures ou jusqu'à ce que le porc soit tendre.
- ☒ Pendant la cuisson du porc, versez l'huile dans une assez grande sauteuse et faites chauffer à feu moyen.
- ☒ Mettez les clous de girofle, l'anis et les graines de carvi et faites cuire de manière à ce qu'ils éclatent légèrement.
- ☒ Ajoutez le chou dans la poêle avec une généreuse pincée de sel. Remuer pour enrober le chou et cuire doucement pendant environ cinq minutes jusqu'à ce que le chou commence à ramollir.
- ☒ Pendant que le chou cuit encore, remettez le four à 425 degrés. Faites cuire le porc une vingtaine de minutes de plus, ou jusqu'à ce que la peau soit belle et croustillante. Sortez du four et laissez refroidir une quinzaine de minutes.
- ☒ Pendant la cuisson du porc, ajoutez le bouillon de poulet au chou et laissez mijoter encore dix minutes pour vous assurer que le chou est cuit. Retirer la casserole du feu et

égoutter tout excédent de bouillon. Ajouter le vinaigre et bien mélanger.

☒ En utilisant les entailles que vous avez faites dans la poitrine de porc, coupez le porc en morceaux. Servir avec le chou braisé à part.

Si vous le souhaitez, vous pouvez toujours ajouter une salade d'accompagnement, bien que ce ne soit pas nécessaire.

Chili à la mijoteuse avec riz au chou-fleur

C'est une recette que vous mettez dans votre mijoteuse et que vous vaquez à vos occupations quelles qu'elles soient. Lorsque le repas est prêt, vous pouvez vous asseoir pour un bon repas avec très peu d'effort. Non seulement il est nutritif et faible en glucides, mais c'est aussi un repas réconfortant par temps froid. Vous pouvez servir un bon repas chaud à six personnes avec cette recette.

Ingrédients:

- Chou-fleur, une grosse tête.
- Huile d'olive, une cuillère à soupe.
- Saucisse de porc, une livre.
- Boeuf haché, 80% maigre, une livre.
- Huile d'olive, une cuillère à soupe.
- Oignon jaune, un petit, coupé en cubes.
- Poivrons verts, deux petits, coupés en cubes.
- Tomates, deux tasses, coupées en cubes.
- Chili en poudre, deux cuillères à soupe.
- Cumin, une cuillère à café.
- Eau, un quart de tasse.
- Poivre et sel au choix.

Que faire:

- Faites dorer la saucisse et le bœuf dans une poêle. Égouttez la graisse.
- Placez le mélange de viande dans la mijoteuse, en le superposant jusqu'au fond.
- Ajoutez l'oignon, les poivrons, les tomates, le cumin, le chili en poudre et l'eau. Ajoutez du sel et du poivre comme vous le souhaitez.

- ☒ Remuez le contenu et couvrez. Cuire à feu doux pendant six à huit heures, en remuant de temps en temps.
- ☒ Pendant la cuisson du chili, placez les fleurons de chou-fleur nettoyés dans un mélangeur. Mélangez en grains ressemblant à du riz.
- ☒ Versez l'huile d'olive dans une grande sauteuse et faites chauffer. Mettez les «grains» de chou-fleur dedans et faites cuire de manière à ce qu'ils soient tendres, environ cinq à huit minutes.
- ☒ Servir le piment et le chou-fleur séparés sur une assiette. Vous pouvez ajouter des piments verts et des oignons verts frais coupés si vous le souhaitez.
- ☒ En mangeant, mélangez un peu de chou-fleur avec chaque bouchée de piment. Prendre plaisir!

Burritos au bœuf à la mijoteuse

N'importe quel jour de la semaine peut être chargé. Cela ne signifie pas que vous ne pouvez pas préparer un repas satisfaisant
pour que la famille se réjouisse du dîner. Celui-ci est non seulement facile à préparer à l'avance, mais que votre famille s'amu-
sera à préparer pour chaque burrito. Cette recette en nourrit
quatre. Vous pouvez le multiplier au besoin.

Bœuf à la mijoteuse

Ingrédients:

- Ail en poudre, deux cuillères à café.
- Gousses d'ail, quatre émincées.
- Poivre noir, une demi-cuillère à café.
- Sel de mer, deux cuillères à café.
- Cannelle, une cuillère à café.
- Piment chipotle moulu, une cuillère à café, facultatif.
- Oignon blanc, moitié, haché grossièrement.
- Bouillon de poulet, une tasse.
- Feuilles de laurier, deux.
- Bifteck de surlonge supérieur, rincé, épongé et entaillé de tous les côtés.
- Sauce barbecue à faible teneur en glucides, une tasse.
- Rouleau à faible teneur en glucides, huit.
- Mélange de salade de chou, autant que nécessaire pour les burritos que vous prévoyez. Il est recommandé d'environ une tasse et demie pour cette recette. (Habituellement, un sac de votre épicerie, le reste étant transformé en salade plus tard.)
- Mayonnaise,

Que faire:

- ☒ Combinez toutes les épices et frottez-les sur la viande, en vous assurant que les épices entrent dans les coupes que vous avez faites.
- ☒ Ajoutez d'abord l'ail et l'oignon dans la mijoteuse. Mettez le steak à côté et versez le bouillon de poulet. Placez les feuilles de laurier dans le bouillon. Cuire huit heures à feu doux.
- ☒ Lorsque le steak a fini de cuire, déposez-le dans une assiette. Égouttez le liquide du pot et retirez les feuilles de laurier. Laissez l'oignon et l'ail ou placez-les sur l'assiette avec le steak. Râpez le steak et remettez le tout dans la casserole.
- ☒ Ajoutez la tasse de sauce barbecue et bien mélanger.
- ☒ Pour assembler les burritos, ajoutez un peu de bœuf à la mijoteuse à une tortilla, ajoutez un petit peu de mélange pour salade de chou et garnissez de mayonnaise. Roulez la tortilla en rentrant une extrémité.

Aucun ajout n'est nécessaire pour ce repas, mais vous pouvez également ajouter des champignons au mélange de steak ou mettre une salade à côté.

Bol à steak chipotle

Ceci est une autre friandise savoureuse pour le dîner sans culpabilité. Vous pouvez y utiliser la viande de votre choix: du porc, du poulet, du bœuf haché ou même du thon, si tel est votre style. Quoi que vous fassiez, ce sera toujours délicieux!
Il utilise une sauce guacamole maison, il est donc inclus pour votre référence après la recette principale.

Ingrédients:

- Salez et poivrez, au choix.
- Bifteck de jupe, une livre.
- Sauce guacamole maison, une recette.
- Fromage Pepper Jack, quatre onces.
- Crème sure, une tasse.
- Coriandre fraîche, environ une poignée.
- Sauce Chipotle Tabasco, juste un peu ou deux.

Que faire:

- Assaisonnez la viande de poivre et de sel à votre goût.
- Faites chauffer une poêle à feu vif. Faites cuire la viande environ trois à quatre minutes de chaque côté. Déposer dans une assiette.
- Préparez votre guacamole.
- Coupez le steak en fines lanières de la taille d'une bouchée, en le divisant en quatre portions.
- Râpez le fromage et garnissez-en les quatre portions.
- Ajoutez environ un quart de tasse de guacamole et un quart de tasse de crème sure à chaque portion.
- Si vous le souhaitez, arrosez chaque portion d'un trait de sauce Chipotle Tabasco et d'un peu de coriandre fraîche coupée. Le diner est servi!

Sauce Guacamole

Ingrédients:

- ☒ Oignon rouge, un quart de tasse, coupé en petits cubes.
- ☒ Tomates raisins, six, coupées en petits cubes.
- ☒ Ail, un pressé de près ou huit cuillères à café de poudre.
- ☒ Huile d'olive, une cuillère à soupe.
- ☒ Coriandre, une cuillère à soupe, hachée finement.
- ☒ Sel, un quart de cuillère à café.
- ☒ Poivre, un huitième de cuillère à café.
- ☒ Poivron rouge écrasé, une huitième cuillère à café. (Optionnel)
- ☒ Avocats, deux, dénoyautés, coupés et écrasés.

Que faire:

- ☒ Ajoutez les ingrédients dans l'ordre indiqué.
- ☒ Remuez bien et dégustez! Vous pouvez également préparer celui-ci pour tremper des couennes de porc ou des craquelins faibles en glucides comme collation.

Tarte à la viande Keto

Ceci est une autre recette polyvalente qui peut utiliser n'importe quelle viande. Non seulement il est nutritif et faible en glucides, mais c'est aussi un aliment réconfortant pour vous nourrir pendant votre temps de détente et de sommeil. C'est copieux et délicieux, en plus d'être plutôt facile.

Remplissage:

Ingrédients:

- Oignon jaune, moitié, haché.
- Gousse d'ail, une, finement hachée.
- Beurre ou huile d'olive, deux cuillères à soupe.
- Agneau ou bœuf haché, une livre et un tiers.
- Sel et poivre au goût.
- Origan séché ou basilic, une cuillère à soupe.
- Pâte de tomate, quatre cuillères à soupe.
- Eau, une demi-tasse.

Croûte à tarte

- Graines de sésame, quatre cuillères à soupe.
- Farine de coco, quatre cuillères à soupe.
- Poudre de cosse de psyllium, une cuillère à soupe.
- Levure chimique, une cuillère à café.
- Du sel, juste une pincée.
- Huile d'olive ou de noix de coco, trois cuillères à soupe.
- Œuf, un, légèrement battu.
- Eau, quatre cuillères à soupe.

Garniture:

- Fromage cottage, huit onces.

- ☒ Fromage râpé de votre choix, sept onces.

Instructions:

- ☒ Préchauffez votre four à 350 degrés.
- ☒ Faites cuire l'oignon et l'ail dans un peu d'huile de coco ou de beurre jusqu'à ce qu'ils soient translucides et parfumés.
- ☒ Ajoutez la viande et cuire jusqu'à ce qu'elle soit dorée. Saupoudrer le basilic ou l'origan, le poivre et le sel pendant la cuisson pour que les goûts se mélangent.
- ☒ Égouttez la viande. Ajoutez le pesto et l'eau. Continuez à mijoter pendant une vingtaine de minutes.
- ☒ Pendant que la viande cuit, faites la croûte pour la tarte.
- ☒ Mélangez tous les ingrédients de la croûte dans un robot culinaire jusqu'à ce qu'elle forme une boule. Si vous n'avez pas de robot culinaire, vous pouvez le mélanger avec une fourchette et le pétrir un peu jusqu'à ce que les ingrédients soient bien mélangés.
- ☒ Graissez un moule à tarte de 9 ou 10 pouces et y ajouter un morceau de papier parchemin coupé en rond. (Cela facilite la suppression de la tarte une fois celle-ci terminée.)
- ☒ Étalez votre pâte dans la poêle à l'aide de doigts bien huilés ou d'une spatule huilée.
- ☒ Précuire la croûte pendant environ quinze minutes. Assurez-vous qu'il commence à brunir.
- ☒ Retirez la croûte du four et placez-y le mélange de viande.
- ☒ Garnir du mélange de fromage.
- ☒ Mettre la tarte au four et cuire au four pendant trente à quarante minutes ou jusqu'à ce que la tarte soit bien prise et que le fromage soit bien doré. Laisser reposer la tarte pendant quinze minutes avant de la couper.
- ☒ Servir chaque portion avec une salade verte fraîche.

Chapitre quatre: Desserts à faible teneur en glucides

Vous rateriez la vie si vous ne pouviez pas prendre de dessert avec un repas. Un style de vie faible en glucides n'est pas différent. Le fait que vous limitez certaines choses dans votre alimentation ne signifie pas que vous devez manquer un dessert ou deux. Vous pouvez toujours les avoir. Guérissez votre envie de sucreries tout en limitant les sucres qui se transforment en graisse dans votre corps.

Coquilles de tarte au fromage à la crème

Ceci est une autre recette polyvalente. Remplissez les coquilles de votre garniture favorite faible en glucides, comme des fruits frais, du fromage sucré ou des puddings.

Ingrédients:

- ☒ Beurre, une demi-tasse, ramolli.
- ☒ Farine d'amande ou de noix de coco, une tasse.
- ☒ Fromage à la crème, trois onces, ramolli.

Que faire:

- ☒ Mélangez le fromage à la crème et le beurre.
- ☒ Ajouter la farine lentement, en mélangeant bien au fur et à mesure.
- ☒ Refroidissez le mélange pendant environ une heure. (Vous pouvez préparer cela à l'avance et vous détendre pendant un maximum de 24 heures.)
- ☒ Chauffez votre four à un réglage de 325 degrés.

- Faites 24 boules d'un pouce avec la pâte. Presser la pâte dans des moules à muffins d'un pouce et demi pour former une coquille profond.
- Remplissez de votre garniture préférée et faites cuire pendant vingt minutes ou jusqu'à ce que la coque soit bien dorée.

Délice tourbillon au chocolat sans cuisson

C'est définitivement une friandise qui satisfait. Il est doux et crémeux avec suffisamment de chocolat pour apporter cette sensation d'euphorie.

Ingrédients:

- Lait sans gras, trois quarts de tasse.
- Fromage à la crème sans gras, deux paquets de huit onces.
- Gélatine sans saveur, une enveloppe.
- Substitut de sucre, équivalent à un tiers de tasse de sucre.
- Crème sure, un carton de huit onces.
- Pépites de chocolat mi- sucré, quatre onces, fondues et refroidies.
- Vanille, deux cuillères à café.

Que faire:

- À l'aide d'une petite casserole, versez le lait.
- Saupoudrez de gélatine sur le dessus et laissez reposer 5 minutes.
- En remuant constamment à feu doux, assurez-vous que la gélatine est bien incorporée.
- Éteignez le feu, remuez et laissez reposer quinze minutes.
- Pendant ce temps, fouettez le fromage à la crème dans un grand bol jusqu'à ce qu'il soit crémeux.
- Ajoutez la crème sure. Bien mélanger.
- Incorporer le succédané de sucre, petit à petit tout en battant.
- Ajoutez progressivement le mélange de gélatine. Bien mélanger.
- Divisez le mélange en deux parties égales.

- ☒ Arrosez le chocolat fondu en une moitié tout en continuant à mélanger.
- ☒ Huiler une casserole à ressort. Mettez la moitié du mélange de chocolat dans la casserole.
- ☒ Mettez la moitié du mélange blanc sur le mélange de chocolat.
- ☒ Remuez légèrement les deux avec une spatule étroite ou un couteau à beurre.
- ☒ Ajouter le reste du mélange de chocolat et le reste du mélange blanc.
- ☒ Remuez à nouveau les deux.
- ☒ Placer une feuille d'aluminium ou une pellicule de plastique sur la casserole et réfrigérer six heures, jusqu'à ce qu'elle soit bien prise.
- ☒ Pour servir, détachez doucement le mélange de fromage des côtés de la casserole. Retirez la friandise au fromage de la poêle en retirant la casserole extérieure.
- ☒ Coupez en tranches. Vous pouvez également ajouter des boucles de chocolat comme garniture.

Biscuits sablés à faible teneur en glucides et sans gluten

Cette recette ne contient que cinq ingrédients. Simple à faire et constitue également une excellente friandise pour la collation.

Ingrédients:

- Farine d'amande, une tasse et un tiers.
- Édulcorant, équivalent à un quart de tasse.
- Vanille, une demi-cuillère à café.
- Beurre, un quart de tasse.
- Sel, un huitième de cuillère à café.

Que faire:

- Préchauffez votre four à 350 degrés. En utilisant du papier parchemin, recouvrez une plaque à biscuits et mettez-la sur le côté.
- Bien mélanger tous les ingrédients. Cela formera un crumble. Appuyez ensemble en boule.
- Réfrigérez environ dix minutes.
- Pétrissez la boule et divisez la boule en une cuillère à café de cuillères à café. Formez une boule de chacun.
- Déposez les boules sur la pâte sur le plat de cuisson préparé en laissant un peu d'espace entre chacune. Utilisez une fourchette pour aplatir légèrement la pâte.
- Cuire au four jusqu'à ce que les bords soient légèrement dorés, environ huit à onze minutes.
- Retirez sur une grille ou du papier sulfurisé pour refroidir.
- Vous pouvez les garnir d'un filet de chocolat ou d'une purée de fruits frais.

☒ Vous pouvez également les servir avec une pochette à thé ou à café. Que ce soit nature ou avec des fruits, ils sauront vous plaire.

Livre De Cuisson Diabétique En Français/ Diabetic Cookbook In French:

Recettes délicieuses et équilibrées en toute simplicité

Par
CHARLIE MASON

Introduction

Félicitations pour l'achat de ce livre et merci de l'avoir fait. Les chapitres suivants aborderont les recettes qui facilitent la dégustation des aliments tout en maintenant l'équilibre de votre glycémie. Cela garantit que vous pouvez manger beaucoup de vos aliments préférés sans faire grimper votre glycémie. Avec ce livre de cuisine pour diabétiques et les recettes de diabète incluses, vous trouverez facile de préparer une multitude de repas sains et délicieux rapides à tout moment de la journée. Que vous ayez un diabète de type 1 ou 2, ce livre de recettes pour les diabétiques vous permet de ne jamais vous sentir privé des aliments que vous aimez le plus. Cela facilite également la créativité, ce qui manque à de nombreux autres livres de cuisine et plans de repas pour diabétiques sur le marché.

Vous découvrirez d'abord les recettes du petit-déjeuner afin de bien commencer la journée. À partir de là, obtenez de délicieuses recettes pour le déjeuner et le dîner, ainsi qu'une multitude de collations pour vous rassasier entre les repas. Les desserts du livre de cuisine pour diabétiques inclus vous permettent de satisfaire votre gourmandise sans pic de glucose ni culpabilité. De nombreux régimes pour diabétiques vous disent que les sucreries et les plats cuisinés sont complètement hors du menu. Cependant, il ne doit pas en être ainsi. Au lieu de cela, vous apportez simplement quelques modifications rapides au processus de préparation et aux ingrédients. Vous pouvez toujours profiter des mêmes saveurs décadentes afin que la nourriture puisse toujours être une partie très agréable de votre vie. N'oubliez pas que ce n'est pas parce que quelque chose est sain que cela doit être ennuyeux ou sans grande saveur. Avec un peu de créativité et quelques petits changements, vos plats préférés restent au menu et continuent à avoir bon goût.

Par exemple, pour le petit-déjeuner, votre chai latte et une omelette sont faciles et agréables. Pour le déjeuner, faites le plein d'un rouleau à la dinde méditerranéenne rapide et facile ou de rouleaux de printemps au poulet d'été. Pour le dîner, le vivaneau rouge cuit au four ou les palourdes grillées à la lime et à l'ail vous offrent un dîner élégant favori. Soyez décadent pour le dessert avec des brownies au chocolat au beurre d'arachide ou une tranche de tarte à la crème de noix de coco maison. Entre les repas, dégustez des bâtonnets de trempette à l'ail et au parmesan ou un mélange de collations sucré et épicé.

Il n'est pas nécessaire d'être un chef ou de passer des heures dans la cuisine pour savourer de bons plats nutritifs, délicieux et copieux. Pensez aux aliments que vous aimez le plus et regardez les recettes ici pour essayer quelque chose de nouveau ou pour savourer un vieux favori avec une touche saine. Il existe de nombreux livres sur ce sujet sur le marché, merci encore d'avoir choisi celui-ci! Tous les efforts ont été faits pour s'assurer qu'il contient autant d'informations utiles que possible, profitez-en!

Chapitre 1: Recettes de petit-déjeuner adaptées aux diabétiques

Il est important de manger un petit-déjeuner sain, mais les matins peuvent être durs et précipités. Ces recettes simples et rapides permettent de savourer un excellent petit-déjeuner tous les jours sans que cela vous cause un retard. Chaque recette de petit-déjeuner peut être préparée du début à la fin en 15 minutes maximum. Une grande partie de la préparation peut même être abordée la veille pour réduire le temps global de préparation et de cuisson.

Chai Latte

Cette recette donne 1 portion et prend environ 8 minutes à préparer.

Le 1 chai latte contient:

- ☒ Protéine: 4 grammes
- ☒ Lipides: 2 grammes (0 grammes de gras saturés)
- ☒ Sodium: 61 milligrammes
- ☒ Cholestérol: 10 milligrammes

Qu'est-ce qu'il y a dedans

- ☒ Clou de girofle moulu 0,125 cuillère à café
- ☒ Extrait de vanille 0,25 cuillère à café
- ☒ Substitut de sucre 2 sachets
- ☒ Thé aux épices à l'orange 0,5 tasse
- ☒ Lait 2 pour cent chaud 0,5 tasse

1. Infusez le thé jusqu'à ce qu'il atteigne la force désirée, une plus grande force étant idéale pour cette boisson.
2. Mettez les clous de girofle moulus, le succédané de sucre et l'extrait de vanille dans la tasse ou la tasse désirée.
3. Versez le lait.
4. Versez le thé infusé.
5. Remuez le contenu jusqu'à homogénéité.

Omelette aux champignons, brocoli et cheddar

Cette recette donne 2 portions et prend environ 15 minutes à préparer.

- ☒ 1 portion contient:
- ☒ Protéine: 18 grammes
- ☒ Lipides: 7 grammes (2,4 grammes de gras saturés)
- ☒ Sodium: 530 milligrammes
- ☒ Cholestérol: 190 milligrammes

Qu'est-ce qu'il y a dedans

- ☒ Fromage cheddar réduit en gras 1,5 cuillère à soupe
- ☒ Aérosol de cuisson antiadhésif
- ☒ Brocoli décongelé et congelé 1 tasse
- ☒ Champignons tranchés 0,5 tasse
- ☒ Oignon haché 0,25 tasse
- ☒ Huile d'olive extra vierge 0,5 cuillère à café
- ☒ Poivre fraîchement moulu 0,125 cuillère à café
- ☒ Blancs d'œufs 4
- ☒ Œufs entiers 2

Comment c'est fait

1. Mettez les blancs d'œufs et les œufs entiers dans un bol et fouettez ensemble jusqu'à ce qu'ils soient de couleur claire et bien combinés. Ajoutez le poivre et fouetter jusqu'à ce qu'il soit bien mélangé.
2. Dans une sauteuse moyenne, vaporisez le spray antiadhésif et versez l'huile d'olive.
3. Mettez les champignons et les oignons dans la poêle et faites cuire jusqu'à ce qu'ils soient ramollis. Ajoutez le brocoli et bien chauffer.
4. Retirez les légumes de la poêle et vaporisez plus de spray antiadhésif. Versez le mélange d'oeuf et de blanc d'oeuf. Cuire jusqu'à ce que les œufs soient presque pris.
5. Versez les légumes dans l'œuf vers le centre. Appliquer le fromage cheddar.
6. Repliez l'œuf et faites-le cuire jusqu'à ce que le fromage soit fondu et que les œufs soient complètement cuits.

Salade de pamplemousse rose et d'avocat

Cette recette donne 8 portions et prend environ 10 minutes à préparer.

1 portion contient:

- ☒ Protéine: 1 gramme
- ☒ Lipides: 3,5 grammes (1 gramme de graisses saturées)
- ☒ Sodium: 50 milligrammes
- ☒ Cholestérol: 0 milligrammes

Qu'est-ce qu'il y a dedans

- Sel et poivre au goût
- Coriandre, feuilles seulement, 4 brins
- Pamplemousse rose 1
- Avocat 3

Comment c'est fait

1. Pelez, dénoyautez et hachez l'avocat en bouchées.
2. Pelez et coupez le pamplemousse en bouchées.
3. Placez l'avocat et le pamplemousse dans un bol.
4. Assaisonnez de sel et de poivre.
5. Garnir de brins de coriandre.

Frittata au basilic frais et aux saucisses

Cette recette donne 4 portions et prend environ 15 minutes à préparer.

1 portion contient:

- Protéine: 21 grammes
- Lipides: 8 grammes (2,4 grammes de gras saturés)
- Sodium: 525 milligrammes
- Cholestérol: 50 milligrammes

Qu'est-ce qu'il y a dedans

- Basilic frais 0,25 tasse
- Tomates 1 tasse
- Oignon vert 0,5 tasse
- Fromage mozzarella partiellement écrémé râpé 1 once
- Substitut d'oeuf 1,5 tasse
- Saucisse de poulet 8 onces
- Huile d'olive extra vierge 2 cuillères à café

Comment c'est fait

1. Versez l'huile d'olive dans une casserole à feu moyen.
2. Placez la saucisse dans la poêle et faites cuire jusqu'à ce qu'elle
1. commence à dorer, en la retournant au besoin.
2. Versez le substitut d'œuf dans la poêle, en lui permettant de
3. s'étaler uniformément sur la saucisse, et faites cuire pendant environ 1 minute, puis retirez du feu.
4. Placez les oignons verts, le basilic, le fromage et les tomates sur le dessus et uniformément.

5. Cuire jusqu'à ce que le fromage fonde et que le substitut d'œuf soit bien cuit.

Salade d'œufs au four et d'avocat

Cette recette donne 2 portions et prend environ 15 minutes à préparer.

1 portion contient:

- Protéine: 8 grammes
- Lipides: 8 grammes (2,5 grammes de gras saturés)
- Sodium: 80 milligrammes
- Cholestérol: 185 milligrammes

Qu'est-ce qu'il y a dedans

- Coriandre hachée 0,25 tasse
- Oignon rouge finement tranché et pelé 2 onces
- Grosse tomate tranchée finement 1
- Avocat en cubes de 2 onces
- Poivre noir concassé 0,5 cuillère à café
- 1 cuillère à café de sel casher
- Jus de lime frais 1 once liquide
- Huile de canola 2 cuillères à café divisées
- Œufs entiers 2

Comment c'est fait

1. À 400 degrés Fahrenheit, préchauffez le four.
2. Cassez les œufs, en vous assurant que les jaunes ne sont pas cassés, dans leur propre bol.
3. Préchauffez une petite casserole sans danger pour le four et versez 1 cuillère à café d'huile de canola. Mettez soigneusement les œufs dans la casserole et mettez-les au four. Faites cuire ces derniers pendant environ 2 à 5 minutes.

4. Prenez un petit bol et mélangez 1 cuillère à café d'huile de canola, sel et poivre et jus de lime. Fouettez ces ingrédients ensemble jusqu'à ce qu'ils soient complètement mélangés.
5. Ajoutez la tomate, la coriandre, l'avocat et l'oignon rouge au mélange de vinaigrette et mélanger jusqu'à ce qu'ils soient complètement enrobés.
6. Placez le mélange de salade dans un endroit, puis placez soigneusement un œuf cuit sur chaque avocat.

Bol de petit-déjeuner Smoothie vert

Cette recette donne 2 portions et prend environ 10 minutes à préparer.

Chaque portion contient:

- Protéine: 11 grammes
- Lipides: 10 grammes (0,9 gramme de gras saturés)
- Sodium: 180 milligrammes
- Cholestérol: 5 milligrammes

Qu'est-ce qu'il y a dedans

- Amandes grillées et mélange de noix de coco 1,4 once
- Tranches de banane surgelées 1 moyenne
- Bébé épinard 2 tasses
- Mélange de fruits surgelés 1 tasse
- Yaourt grec, sans gras, 4 onces
- Lait d'amande non sucré 0,75 tasse

Comment c'est fait

1. Combinez tous les ingrédients, à l'exception des amandes grillées et de la noix de coco, dans un mélangeur.

2. Utilisez le réglage purée pour mélanger tous les ingrédients jusqu'à ce qu'ils aient l'épaisseur désirée. Ajoutez
   un peu plus de lait d'amande non sucré pour le rendre
   plus mince si vous le souhaitez.
3. Versez le mélange dans 2 bols, contenant tous deux des
   quantités égales, puis garnissez d'environ 0,5 once d'un
   mélange d'amandes grillées et de noix de coco.

Chapitre 2: Recettes de déjeuner adaptées aux diabétiques

Environ 4 à 5 heures après le petit déjeuner, il est courant que l'estomac se mette à grogner, prêt pour un autre repas. La plupart des gens ont 30 à 60 minutes pour le déjeuner, le temps presse donc. Cependant, vous avez besoin de quelque chose qui va vous rassasier tout en étant savoureux et nutritif. Ces choix de repas peuvent être faits relativement rapidement, et vous pouvez même les faire la veille et les réchauffer rapidement pour le déjeuner pour un repas délicieux et copieux.

Pizza aux tortillas à la poêle

Cette recette donne 4 portions et prend environ 15 minutes à préparer.

Chaque portion contient:

- Protéine: 5 grammes
- Lipides: 3,5 grammes (1,3 grammes de gras saturés)
- Sodium: 290 milligrammes
- Cholestérol: 10 milligrammes

Qu'est-ce qu'il y a dedans

- Fromage mozzarella partiellement écrémé râpé 1 once
- Basilic frais haché 0,25 tasse
- Poivron vert tranché 0,25 tasse
- Oignon rouge tranché 0,25 tasse
- Pepperoni de dinde tranché 0,5 once
- Flocons de piment séché 0,125 cuillère à café
- Sauce à pizza 0,25 tasse
- Tortilla de farine de 10 pouces 1

Comment c'est fait

1. Prenez une poêle qui contient la tortilla, enduisez-la d'un enduit à cuisson et faites chauffer la tortilla pendant 2 minutes à feu moyen. Re-pulvérisez la poêle, retournez la tortilla et répétez.
2. Une fois la tortilla retournée, mettez la sauce sur le côté cuit en veillant à ce qu'elle soit répartie uniformément.
3. Placez le reste des ingrédients sur la tortilla en sauce dans l'ordre souhaité, mais placez le fromage en dernier.
4. Laissez fondre le fromage en couvrant la casserole avec le couvercle approprié.
5. Coupez la pizza en 4 tranches égales.

Wrap à la dinde méditerranéenne

Cette recette donne 4 portions et prend environ 10 minutes à préparer.

Chaque portion contient:

- Protéine: 36 grammes
- Lipides: 7 grammes (1,6 grammes de gras saturés)
- Sodium: 605 milligrammes
- Cholestérol: 55 milligrammes

Qu'est-ce qu'il y a dedans

- Olives vertes coupées en cubes 4
- Fromage feta émietté à teneur réduite en gras 0,25 tasse
- Tomates Roma en dés 1 tasse
- Concombre coupé en dés et pelé 2 gros
- Dinde sans sel ajouté 12 onces
- Wraps de blé entier chauffés 4
- Houmous 8 cuillères à soupe

Comment c'est fait

1. Sur chaque rouleau de blé entier chauffé, répartir uniformément 2 cuillères à soupe de houmous.
2. Placez 3 onces de dinde sur le houmous. Mettez 0,25 tasse de concombre et de tomates en cubes. Ajouter les olives coupées en dés et 1 cuillère à soupe de fromage feta.
3. Pliez soigneusement la pellicule jusqu'à ce qu'elle soit cylindrique et à l'épaisseur désirée.
4. Répétez cette opération pour les 3 autres enveloppements.

Soupe aux légumes verts et aux haricots

Cette recette donne 2 portions et prend environ 20 minutes à préparer.

Chaque portion contient:

- Protéine: 14 grammes
- Lipides: 6 grammes (0,9 grammes de gras saturés) Sodium: 235 milligrammes
- Cholestérol: 0 milligrammes

Qu'est-ce qu'il y a dedans

- Haricots blancs sans sel ajouté, rincés et égouttés, 0,66 tasse
- Noix de muscade moulue 0,125 cuillère à café
- Cayenne 0,125 cuillère à café
- Marjolaine séchée émiettée 0,25 cuillère à café
- 2 cuillères à soupe de persil frais ciselé
- Bouillon de poulet sans gras et peu de sodium 1 tasse
- Tomates tranchées non égouttées et sans sel ajouté 14,5 onces
- Épinards décongelés et pressés, hachés et surgelés 10 onces
- Céleri finement haché 0,5 côte moyenne
- Oignons verts finement tranchés 3 petits
- Huile d'olive 2 cuillères à café

Comment c'est fait

1. Faites chauffer l'huile d'olive après avoir placé une poêle à feu moyen. Assurez-vous de manœuvrer la casserole de manière à ce qu'elle soit uniformément recouverte.

2. Mettez le céleri et les oignons verts dans la poêle et faites cuire environ 5 minutes pour qu'ils soient tendres mais toujours croustillants.

3. Ajoutez les épinards à la poêle et cuire environ 3 minutes. Remuez fréquemment.

4. Ajoutez tous les autres ingrédients, sauf les haricots, et porter le feu à moyen-vif. Couvrez les ingrédients et laissez-les bouillir. Une fois à ébullition, laissez les ingrédients mijoter à feu plus doux tout en étant couvert pendant environ 10 minutes.

5. Ajoutez les haricots au mélange, et sans le couvercle, cuire environ 1 minute pour que les haricots soient complètement chauffés.

6. Cuire de 8 à 10 minutes de plus, partiellement à couvert, jusqu'à ce que le liquide se soit évaporé.

Risotto au potiron

Cette recette donne 10 portions et prend environ 30 minutes à préparer.

Chaque portion contient:

- Protéine: 11 milligrammes
- Lipides: 3 grammes (0 grammes de gras saturés)
- Sodium: 230 milligrammes
- Cholestérol: 10 milligrammes

Qu'est-ce qu'il y a dedans

- Yaourt maigre 2 cuillères à soupe
- Fromage Parmigiano-Reggiano râpé 4 onces
- Bouillon de légumes 6 tasses
- Vin blanc 1 tasse
- Citrouille fraîche finement hachée 1,25 livre
- Riz Carnaroli 2 tasses
- 1 petit oignon jaune haché
- Huile d'olive 3 cuillères à soupe

Comment c'est fait

1. Prenez une casserole à fond épais et placez-la sur feu moyen.
2. Réchauffez l'huile jusqu'à ce qu'elle soit chaude, mettez l'oignon dedans et faites cuire jusqu'à ce qu'il soit tendre, mais assurez-vous qu'il ne devienne pas brun. Cela prend environ 3 à 5 minutes.
3. Ajoutez la citrouille et le riz et remuer. Après environ 30 secondes, versez le vin blanc et cuire jusqu'à ce que tout le vin se soit évaporé.

4. Couvrir le riz de bouillon de cuisson, mais n'en utiliser que suffisamment pour le couvrir. Une fois qu'il est presque absorbé, ajoutez-en plus. Continuez ainsi jusqu'à ce que tout le bouillon ait été versé dans la casserole et que le riz l'ait absorbé. Cela prend environ 18 minutes.
5. Retirez la casserole du feu et ajoutez le yogourt et le fromage. Mélangez bien jusqu'à ce que le plat ait une texture crémeuse.

Rouleaux de printemps au poulet d'été

Cette recette donne 4 portions et prend environ 20 minutes à préparer.

Chaque portion contient:

- Protéine: 23 grammes
- Lipides: 9 grammes (2 grammes de gras saturés)
- Sodium: 430 milligrammes
- Cholestérol: 60 milligrammes

Qu'est-ce qu'il y a dedans

- Peaux de rouleaux de printemps moyens 8
- Oignon vert haché 1
- Champignons shiitake tranchés 0,5 tasse
- Coriandre hachée 0,25 tasse
- Concombre épépiné, coupé en dés et pelé 0,5 tasse
- Poulet cuit et râpé 2 tasses
- Chou râpé 1 tasse

Ingrédients de la sauce à trempette

1. Gingembre moulu 1 cuillère à café

2. Huile d'olive 1 cuillère à soupe
3. Eau chaude 2 cuillères à soupe
4. Vinaigre (vin de riz) 3 cuillères à soupe
5. Sauce soja (option légère) 2 cuillères à soupe

Comment c'est fait

1. Mélangez le poulet, la coriandre, l'oignon vert, le chou, les concombres et les champignons dans un bol moyen.
2. Pendant 10 à 15 secondes, faites tremper chaque peau de rouleau dans l'eau. Prenez environ 0,33 tasse du mélange de légumes et de poulet dans les rouleaux.
3. Repliez le bord le plus proche pour qu'il recouvre la garniture. Répétez de l'autre côté. Roulez-le vers l'extérieur puis scellez-le. Faites cela pour tous les rouleaux.
4. Pour créer la trempette, mettez tous les ingrédients dans un récipient et fouettez jusqu'à homogénéité.

Chapitre 3: Recettes de dîner adaptées aux diabétiques

Après une longue journée, un bon dîner pour se détendre et tuer la faim est important. Cependant, vous êtes fatigué et vous ne voulez pas passer des heures à trouver un plat sain. Ces recettes de dîner ne prennent pas trop de temps et elles ont beaucoup de saveurs. Cela garantit que vous obtenez des nutriments importants, que vous remplissez votre ventre et que vous obtenez un plat vraiment agréable.

Pain de viande aux champignons et aux noix

Cette recette donne 4 portions et prend environ 45 minutes à préparer.

Chaque portion contient:

- Protéine: 13 grammes
- Lipides: 15 grammes (2 grammes de gras saturés)
- Sodium: 340 milligrammes
- Cholestérol: 45 milligrammes

Qu'est-ce qu'il y a dedans

- Noix finement hachées 0,5 tasse
- Lait sans gras 0,5 tasse
- chapelure Panko 1 tasse
- Œuf battu 1
- Poivre noir fraîchement moulu 0,25 cuillère à café
- Sel de mer 0,5 cuillère à café
- Assaisonnement italien 1 cuillère à café
- Tomates séchées réhydratées émincées 0,33 tasse
- Poivron rouge en dés 0,33 tasse

- Champignons mélangés finement hachés 1 livre
- 1 gros oignon haché
- Huile d'olive 1 cuillère à soupe
- Aérosol de cuisson

Comment c'est fait

1. Préchauffez le four à 350 degrés Fahrenheit.
2. Prenez 4 ramequins de 8 onces et enduisez-les d'un spray antiadhésif.
3. Dans une casserole, ajoutez l'huile et mettez-la sur feu moyen.
4. Ajoutez les oignons et les champignons et les cuire 10 minutes jusqu'à ce qu'ils soient dorés.
5. Incorporez les tomates séchées et le poivron rouge, faire revenir environ 8 minutes.
6. Ajoutez le sel et le poivre et l'assaisonnement italien. Faire sauter pendant 1 minute de plus.
7. Prenez le mélange de champignons et mettez-le dans un grand bol. Laissez reposer environ 2 minutes pour qu'il refroidisse.
8. Ajoutez la chapelure, les noix, le lait et l'œuf. Mélangez doucement tous ces éléments, puis divisez-le uniformément dans les ramequins individuels. Appuyez pour que le mélange soit au même niveau que le dessus du ramequin.
9. Prenez une plaque à pâtisserie et placez les ramequins dessus. Laisser cuire 30 à 35 minutes après l'avoir mis au four.

Ragoût de boeuf classique

Cette recette donne 6 portions et prend environ 2 heures à préparer.

Chaque portion contient:

- Protéine: 25 grammes
- Lipides: 7 grammes (1,5 grammes de gras saturés)
- Sodium: 290 milligrammes
- Cholestérol: 45 milligrammes

Qu'est-ce qu'il y a dedans

- Poivre noir fraîchement moulu 0,25 à 0,5 cuillère à café au goût
- Vinaigre (vin rouge) 1 cuillère à soupe
- Thym haché 1 cuillère à soupe frais
- Petits pois surgelés 1 tasse
- Carottes pelées 3 moyennes
- Pommes de terre Russet 2 grosses
- Gousses d'ail hachées 3
- 1 gros oignon haché grossièrement
- Bouillon de poulet faible en gras et faible en sodium 4 tasses divisées
- Champignons cremini nettoyés, coupés en quartiers et cuits à la vapeur 1,5 livre
- Dessus en cubes rond de 2 livres
- Huile d'olive 3 cuillères à soupe
- Assaisonnement (italien) 1 cuillère à soupe
- Farine à pâtisserie de blé entier 2 cuillères à soupe

Comment c'est fait

1. Combinez la saison italienne et la farine dans un récipient.

2. Dans une cocotte, utilisez un feu moyen pour l'huile d'olive.
3. Enrober les cubes de bœuf dans la farine et l'assaisonnement à l'italienne, puis les faire dorer à la cocotte.
4. Déglacez la poêle après avoir retiré les cubes de bœuf dorés. Versez 0,25 tasse de bouillon de poulet et les champignons. Faites-les revenir jusqu'à ce qu'elles soient dorées.
5. Déglacez la poêle après avoir retiré les champignons. Versez 0,25 tasse de bouillon. Ajoutez l'ail et les oignons. Laissez-les sauter pendant environ 4 minutes.
6. Remettez le bœuf dans la casserole et versez le reste du bouillon. Laisser bouillir. Une fois bouillante, couvrez-la et laissez mijoter 45 minutes à feu doux. Remuez de temps en temps.
7. Incorporez les pommes de terre et les carottes. Laissez tout cela cuire pendant environ 45 minutes supplémentaires.
8. Incorporez les pois, le vinaigre de vin rouge, les champignons, le thym et le poivre noir. Mélangez soigneusement tous les ingrédients.

Brocoli de Dijon et poulet avec nouilles

Cette recette donne 5 portions et prend environ 35 minutes à préparer.

Chaque portion contient:

- Protéine: 36 grammes
- Lipides: 7 grammes (1,5 grammes de gras saturés)
- Sodium: 150 milligrammes
- Cholestérol: 100 milligrammes

Qu'est-ce qu'il y a dedans

- Moutarde de Dijon faible en sodium 3 cuillères à soupe
- Yaourt grec nature sans gras 16 onces
- Gousses d'ail hachées 2
- 1 tasse d'oignon haché
- Champignons tranchés 8 onces
- Huile d'olive 2 cuillères à café divisées
- Filets de poulet (tout gras enlevé) 1 livre
- Cayenne 0,125 cuillère à café
- Paprika fumé 1 cuillère à café
- Farine tout usage 3 cuillères à soupe
- Fleurons de brocoli hachés 2,5 tasses
- Nouilles sans jaune, 6 onces

Comment c'est fait

1. Suivez les instructions sur les pâtes pour les préparer, mais n'ajoutez pas de sel.
2. Environ 3 minutes avant la fin, ajoutez le brocoli. 3. Égouttez le brocoli et les nouilles dans une passoire et mettez-les de côté.

3. Prenez un plat peu profond de taille moyenne et mélangez le paprika, la farine et le poivre de Cayenne. Trempez les filets de poulet dans celui-ci en veillant à ce qu'il soit uniformément enrobé.

4. Prenez une grande poêle antiadhésive et versez 2 cuillères à café d'huile d'olive. Placez-le sur feu moyen. Assurez-vous que tout le fond de la casserole est enduit d'huile.

5. Mettez le poulet dans la poêle, faites-le cuire environ 4 minutes. Retournez votre poulet et laissez cuire 4 minutes supplémentaires. Répétez cette opération jusqu'à ce que tous les filets de poulet soient bien cuits.

6. Dans la même poêle, versez le reste de l'huile d'olive et laissez-la recouvrir le fond de la poêle. Ajoutez l'oignon, l'ail et les champignons. Faites sauter ces derniers pendant environ 3 minutes.

7. Retirez la casserole du feu.

8. Incorporez la moutarde et le yogourt. Remuez jusqu'à ce que tout soit bien mélangé. Ajoutez le poulet.

9. Servir sur les pâtes.

Côtelettes de porc et tomates fumées

Cette recette donne 4 portions et prend environ 35 minutes à préparer.

Chaque portion contient:

- Protéine: 22 grammes
- Lipides: 2,7 grammes (0,1 gramme de gras saturés)
- Sodium: 210 milligrammes
- Cholestérol: 60 milligrammes

Qu'est-ce qu'il y a dedans

- 2 tomates Roma en cubes de taille moyenne
- Huile de canola 2 cuillères à soupe
- Côtelettes de porc b1 po de 5 onces 4
- Poivre noir 0,5 cuillère à café
- Sel 0,375 cuillères à café divisées
- Ail en poudre 0,25 cuillère à café
- Feuilles de thym séchées 0,5 cuillère à café
- Paprika fumé 1 cuillère à café
- Farine tout usage 0,25 tasse

Comment c'est fait

1. Mélangez le paprika, l'ail en poudre, la farine, le thym, le poivre et 0,25 cuillère à café de sel dans un bol peu profond. Enrober uniformément toutes les côtelettes de porc.
2. Dans une grande poêle antiadhésive, versez l'huile et faites-la chauffer à feu moyen-vif.
3. Placez le porc dans la poêle et de chaque côté, cuire 4 minutes. Répétez jusqu'à ce que les côtelettes de porc soient bien cuites.

4. Ajoutez les 0,125 cuillères à café de sel restantes et les tomates en cubes. Cuire jusqu'à ce que les tomates soient chaudes.

Chapitre 4: Collations adaptées aux diabétiques

Entre chaque repas, il est courant d'avoir un peu faim. Vous voulez prendre une collation, mais vous devez vous assurer qu'elle est saine et adaptée aux diabétiques. Il existe un certain nombre de choix qui sont faciles à préparer, peuvent être conservés de manière à être toujours prêts à être consommés et, surtout, remplis de saveurs.

Trempette au yogourt aux épinards

Cette recette donne 24 portions et prend environ 40 minutes à préparer.

Chaque portion contient:

- Protéine: 2 grammes
- Matières grasses: 0 gramme (0 grammes de gras saturés)
- Sodium: 115 milligrammes
- Cholestérol: 0 milligrammes

Qu'est-ce qu'il y a dedans

- Ranch, vinaigrette en poudre 1 cuillère à soupe
- Épinards hachés, décongelés et pressés 1 tasse
- 1 tasse de yogourt grec sans gras
- Fromage cottage 1 tasse faible en gras

Comment c'est fait

1. Placez le fromage cottage dans le mélangeur et réduisez-le en purée.

2. Mettez le fromage cottage en purée, les épinards, le yo-gourt et la poudre de vinaigrette dans un bol. Fouettez-les soigneusement ensemble.
3. Mettre au réfrigérateur pendant 30 minutes pour le re-froidir.
4. Placez le fromage cottage dans le méla

Cocktail gaspacho

Cette recette donne 4 portions et prend environ 10 minutes à préparer.

Chaque portion contient:

- ☒ Protéine: 2 grammes
- ☒ Lipides: 0 gramme (0 gramme de gras saturés)
- ☒ Sodium: 300 milligrammes
- ☒ Cholestérol: 0 milligrammes

Qu'est-ce qu'il y a dedans

- ☒ Brins de persil plat 4 gros
- ☒ Sauce au piment fort 0,25 cuillère à café
- ☒ Jus de tomate faible en sodium 1,25 tasse
- ☒ 1 gros clou de girofle
- ☒ Raifort préparé 2 cuillères à café
- ☒ 2 cuillères à café de vinaigre balsamique
- ☒ Sauce Worcestershire 2 cuillères à café végétaliennes
- ☒ Jus de citron 1 petit
- ☒ Oignon vert haché 1
- ☒ concombre haché 1
- ☒ Jus de tomate ordinaire 1,25 tasse

Comment c'est fait

1. Réduisez en purée le concombre, le jus de citron frais, le jus de tomate ordinaire, l'oignon vert, la sauce Worcestershire, le raifort, le vinaigre et l'ail pendant environ 30 secondes dans un mélangeur. Utilisez une vitesse lente. Ensuite, passez à une vitesse élevée et réduisez en purée pendant 30 secondes supplémentaires.
2. Versez ce mélange dans un pichet. Versez la sauce au piment fort et le jus de tomate faible en sodium. Mélangez soigneusement le contenu et placez-le au réfrigérateur jusqu'à ce qu'il soit temps de déguster. Garnir d'un brin de persil.

Trempette à la crème épicée et aux petites carottes

Cette recette donne 4 portions et prend environ 15 minutes à préparer.

Chaque portion contient:

- Protéine: 3 grammes
- Lipides: 2 grammes (1 gramme de graisses saturées)
- Sodium: 276 milligrammes
- Cholestérol: 8 milligrammes

Qu'est-ce qu'il y a dedans

- Petites carottes 48
- Sel 0,25 cuillère à café
- Sauce au piment fort 0,75 cuillère à café
- Fromage à la crème de type bac 3 cuillères à soupe faible en
- Gras
- Crème sure 0,33 tasse sans gras

Comment c'est fait

1. Prenez un grand bol et ajoutez la crème sure, la sauce au poivre, le fromage à la crème et le sel. Mélangez jusqu'à ce que tout soit bien mélangé.
2. Laissez reposer 10 minutes pour que les saveurs se développent et servir avec les petites carottes.

Mélange de grains entiers épicé et sucré

Cette recette donne 10 portions et prend environ 40 minutes à préparer.

Chaque portion contient:

- Protéine: 24 grammes
- Lipides: 3 grammes (1 gramme de gras saturés)
- Sodium: 216 milligrammes
- Cholestérol: 0 milligrammes

Qu'est-ce qu'il y a dedans

- Arachides grillées à sec non salées 0,25 tasse
- Mini bretzels non salés 2 tasses
- Carrés de céréales de blé 2 tasses
- céréales de blé râpées 2 tasses
- Poivron rouge moulu 0,25 cuillère à café
- Sauce soja 1 cuillère à soupe
- Substitut de sucre 0,25 tasse
- Blanc d'oeuf 1
- Aérosol de cuisson

Comment c'est fait

1. À 300 degrés Fahrenheit, préchauffez le four.
2. Prenez un grand plat de cuisson antiadhésif et utilisez un spray antiadhésif pour l'enduire uniformément.
3. Prenez un grand bol et mettez-y le blanc d'œuf. Fouettez jusqu'à ce qu'il devienne mousseux. Incorporer la sauce soja, le succédané de sucre et le poivron rouge.
4. Dans un bol moyen, mélangez les bretzels, les céréales et les arachides. Ajoutez ceci au mélange de sauce soja et de blanc d'oeuf.

5. Répartissez-le uniformément sur le plat de cuisson et laissez cuire 30 minutes. Toutes les 10 minutes, remuez le contenu.
6. Laissez refroidir complètement la collation avant de la manger.

Bâtonnets de trempette au parmesan à l'ail et aux fines herbes

Cette recette donne 12 portions et prend environ 40 minutes à préparer.

Chaque portion contient:

- Protéine: 6 grammes
- Lipides: 5 grammes (3 grammes de gras saturés)
- Sodium: 404 milligrammes
- Cholestérol: 11 milligrammes

Qu'est-ce qu'il y a dedans

- Sauce marinara 1 tasse
- Origan séché 0,5 cuillère à café
- Parmesan râpé 0,25 tasse
- Mélange de fromages italiens râpé 0,75 tasse
- Fromage à tartiner léger aux fines herbes et à l'ail 0,75 tasse
- Pâte à pizza préfabriquée 13 onces
- Aérosol de cuisson

Comment c'est fait

1. À 400 degrés Fahrenheit, préchauffez le four.

2. Prenez une plaque à pâtisserie de taille moyenne et vaporisez-la d'un enduit à cuisson jusqu'à ce qu'elle soit uniformément recouverte.
3. Étalez la pâte à pizza sur la plaque à pâtisserie. Mettez ceci dans le four pour cuire au four pendant environ 10 minutes.
4. Appliquez le fromage à tartiner uniformément à l'aide d'une petite spatule. Couvrir la croûte cuite avec le parmesan, le mélange de fromages italiens et l'origan. Assurez-vous que tous ces éléments sont saupoudrés uniformément. Remettez-le au four pendant environ 15 minutes.
5. Mettez la sauce marinara dans une casserole. À feu moyen, faites-le chauffer pendant environ 8 minutes. Remuez fréquemment pour assurer un chauffage uniforme et maintenir la bonne densité de liquide.
6. Coupez le pain en 8 rangs dans le sens de la longueur. Coupez-le à nouveau dans la largeur dans les 3 rangées. Servir sur une assiette avec la sauce marinara chauffée.

Tranches de thon méditerranéen

Cette recette donne 10 portions et prend environ 15 minutes à préparer.

Chaque portion contient:

- Protéine: 5 grammes
- Lipides: 1 gramme (0 gramme de gras saturés)
- Sodium: 102 milligrammes
- Cholestérol: 8 milligrammes

Qu'est-ce qu'il y a dedans

- Thon blanc germon dans l'eau, émietté et égoutté 10 onces
- Sel d'ail 0,25 cuillère à café
- Jus de citron 2 cuillères à soupe frais
- Oignon rouge 0,33 tasse haché
- Olives Kalamata dénoyautées et hachées 0,33 tasse
- Yaourt grec nature sans gras 0,66 tasse
- Concombres 3 moyens

Comment c'est fait

1. Tranchez chaque concombre en 10 morceaux, en jetant les extrémités. Gardez la coquille de concombre et utilisez une cuillère à café de 0,5 pour évider l'intérieur. Assurez-vous qu'il y a une fine couche au bas de chaque tranche afin qu'elle puisse accueillir le mélange de thon.
2. Mélangez les olives, l'ail, le yogourt, l'oignon et le jus de citron. Mélangez jusqu'à ce que le mélange soit lisse. Ajoutez le thon et remuer à nouveau jusqu'à ce que tout soit mélangé.

3. Prenez environ 1 cuillère à soupe du mélange de thon et mettez-la dans la tasse de concombre. Répétez cette opération jusqu'à ce que les 10 coupes de concombre soient remplies de thon. Conservez-le au réfrigérateur jusqu'à ce que vous mangiez.

Chapitre 5: choix de desserts adaptés aux diabétiques

Quand vous avez la dent sucrée, il n'y a rien de mal à se faire plaisir tant que vous faites les bons choix. En tant que diabétique, aucune friandise ne fera l'affaire. Cependant, cela ne signifie pas que vous devez complètement vous éloigner de vos favoris. Il existe plusieurs options de desserts qui ne sont pas seulement décadentes, mais vous pouvez également les manger sans culpabilité.

Trempette au beurre d'arachide sucré

Cette recette donne 4 portions et prend environ 10 minutes à préparer.

Chaque portion contient:

- Protéine: 3 grammes
- Lipides: 1 gramme (1 gramme de gras saturés)
- Sodium: 51 milligrammes
- Cholestérol: 0 milligrammes

Qu'est-ce qu'il y a dedans

- Banane tranchée 2 moyennes
- 2 cuillères à café de sucre brun foncé emballé
- Beurre d'arachide réduit en gras 2 cuillères à soupe
- Yogourt sans gras à la vanille 0,33 tasse

Comment c'est fait

1. Mettez le beurre d'arachide, le yogourt et la cassonade dans un bol. Fouetter ensemble jusqu'à ce que complètement mélangé.
2. Placez les bananes sur le mélange de beurre d'arachide.

Shishkabob arc-en-ciel

Cette recette donne 25 portions et prend environ 20 minutes à préparer.

Chaque portion contient:

- Protéine: 2 grammes
- Lipides: 0,5 gramme (0,1 gramme de gras saturés)
- Sodium: 10 milligrammes
- Cholestérol: 0 milligrammes

Qu'est-ce qu'il y a dedans

- Mûres 3 tasses
- Raisins violets 3 tasses
- Bleuets 4 tasses
- Raisins verts 3 tasses
- Ananas évidé, coupé en cubes et pelé 1 entier
- Cantaloup en cubes 4 tasses
- Fraises décortiquées 4 tasses
- Cannelle 0,125 cuillère à café
- Graines de chia 1 cuillère à soupe
- 100 calories de yogourt grec à la vanille 8 onces

Comment c'est fait

1. Mélangez les graines de chia, le yogourt et la cannelle pour faire la trempette.
2. À l'aide d'un bâtonnet à brochette, placez-y 1 de chaque fruit. Utilisez le même ordre pour les 25 bâtons.
3. Servir sur une assiette avec la trempette.

Pêches à l'érable et à la cannelle

Cette recette donne 4 portions et prend environ 15 minutes à préparer.

Chaque portion contient:
- Protéine: 1 gramme
- Lipides: 0 gramme (0,1 gramme de gras saturés)
- Sodium: 0 milligrammes
- Cholestérol: 0 milligrammes

Qu'est-ce qu'il y a dedans
- Sirop d'érable 1 cuillère à soupe
- Noix de muscade 0,125 cuillère à café
- cannelle 0,5 cuillère à café
- Jus de citron 1 moyen
- Pêches mûres 4

Comment c'est fait
1. Préchauffez le gril jusqu'à ce qu'il atteigne un feu moyen-élevé.
2. Mélangez la muscade, le sirop d'érable, le jus de citron et la cannelle. Roulez les pêches jusqu'à ce qu'elles soient entièrement et uniformément enrobées.
3. Griller les pêches pendant environ 4 minutes jusqu'à ce qu'elles soient dorées. Tournez-les une fois.

Brownies au chocolat et au beurre d'arachide

Cette recette donne 20 portions et prend environ 40 minutes à préparer.

Chaque portion contient:

- Protéine: 3 grammes
- Lipides: 8 grammes (3 grammes de gras saturés)
- Sodium: 61 milligrammes
- Cholestérol: 6 milligrammes

Qu'est-ce qu'il y a dedans

- Mini pépites de chocolat mi- sucré 0,25 tasse
- Poudre de cacao non sucrée 0,5 tasse
- Beurre d'arachide crémeux faible en gras 0,25 tasse
- Levure chimique 1 cuillère à café
- Farine tout usage 1,25 tasse
- 1 cuillère à café de vanille
- Huile de canola 0,25 tasse
- Substitut d'œuf 0,75 tasse
- Eau froide 0,33 tasse
- Sucre granulé 0,66 tasse
- Beurre 0,25 tasse
- Aérosol de cuisson

Comment c'est fait

1. À 350 degrés Fahrenheit, préchauffez le four.
2. Prenez un plat allant au four de 9x9x2 et enduisez-le de papier d'aluminium, en vous assurant que le fond et les côtés sont entièrement couverts.
3. Utilisez un spray antiadhésif pour recouvrir entièrement la feuille.

4. Prenez une casserole de taille moyenne, placez-la sur feu doux et faites fondre le beurre. Retirez la casserole du feu et incorporez au fouet l'eau et le sucre. Incorporez l'huile, la vanille et l'œuf. Fouettez jusqu'à homogénéité. Versez la levure chimique et la farine et mélangez complètement.
5. Dans un bol, versez le beurre d'arachide. Incorporer lentement 0,5 tasse du mélange de beurre et de farine.
6. Prenez un petit bol séparé et mélangez la poudre de cacao et 0,25 tasse de farine. Incorporez les pépites de chocolat et la pâte nature. Versez ce mélange dans la casserole qui a été préparée plus tôt.
7. Sur la pâte au chocolat, mettez le mélange de beurre d'arachide. Remuez les 2 ensembles à l'aide d'une fine spatule. Le métal fonctionne mieux.
8. Une fois tourbillonné, mettre au four et cuire de 20 à 25 minutes.

Tarte à la crème de noix de coco

Cette recette donne 10 portions et prend environ 40 minutes à préparer.

Chaque portion contient:

- Protéine: 7 grammes
- Lipides: 10 grammes (4 grammes de gras saturés)
- Sodium: 147 milligrammes
- Cholestérol: 66 milligrammes

Qu'est-ce qu'il y a dedans

- Eau froide 5 cuillères à soupe
- Raccourcir 0,33 tasse
- Sel 0,25 cuillère à café
- Farine tout usage 1,25 tasse
- Flocons de noix de coco 2 cuillères à soupe
- Sucre 0,33 tasse
- Crème de tartre 0,25 cuillère à café
- Vanille 0,5 cuillère à café
- Extrait de noix de coco 1 cuillère à café
- Lait évaporé sans gras 12 onces
- Lait sans gras 1,5 coups
- Maïzena 0,25 tasse
- Sucre 0,25 tasse
- Œufs entiers 3

Comment c'est fait

1. Séparez les blancs des jaunes et mettez les blancs dans 1 bol et les jaunes dans un autre.

2. Prenez une casserole moyenne et mélangez la fécule de maïs et 0,25 tasse de sucre. Incorporez progressivement le lait évaporé et le lait ordinaire. À feu moyen, cuire jusqu'à épaississement. Retirez du feu et ajouter les jaunes d'œufs battus. Faites bouillir et réduisez le feu. Faites cuire encore 2 minutes.

3. Incorporez l'extrait de noix de coco et retirer la casserole du feu pour remuer. Ceci termine le remplissage de la tarte.

4. Prenez le bol de blanc d'œuf et ajoutez la crème de tartre et la vanille. En utilisant une vitesse moyenne sur un mélangeur, battre ensemble pendant environ 30 secondes. Ajouter 0,33 tasse de sucre et battre à grande vitesse. N'ajoutez qu'une cuillère à soupe à la fois. Une fois que tout est en place, battez pendant 2 minutes de plus. C'est la meringue.

5. Créez coquille de la tarte. Mélangez le sel et la farine. Coupez le raccourcissement en portions de la taille d'un pois. À l'aide d'une cuillère à soupe à la fois, saupoudrez d'eau sur le mélange sel et farine. Ajoutez le raccourcissement. Mélangez jusqu'à ce que tous les ingrédients soient utilisés et qu'il y ait une boule de pâte.

6. Étalez la boule de coquille sur un moule à tarte d'environ 9 pouces de diamètre.

7. Versez la garniture pour tarte dans la coquille. Étalez-le uniformément et posez la meringue dessus. Assurez-vous que les bords sont scellés. Saupoudrez-y les flocons de noix de coco.

8. Préchauffez le four à 350 degrés Fahrenheit. Une fois chauffée, mettez la tarte au four pendant environ 15 minutes. Laisser refroidir avant de servir.

Conclusion

Merci d'avoir arrivé jusqu'à la fin de ce livre, espérons qu'il a été instructif et capable de vous fournir tous les outils dont vous avez besoin pour atteindre vos objectifs quels qu'ils soient. L'étape suivante consiste à prendre note des recettes que vous souhaitez essayer en premier. Dirigez-vous vers le magasin et récupérez les ingrédients pour être prêt à déguster des repas gourmands, sains et idéaux pour le mode de vie diabétique. Toutes ces recettes comprennent des ingrédients faciles à trouver et des étapes de préparation rapides et simples. Cela signifie que vous pouvez commencer à profiter de ces délicieuses recettes dès aujourd'hui.

Le Livre De Recettes Sans Gluten En Français/ The Gluten-Free Recipe Book In French

Top 30 recettes sans gluten

Charlie Mason

Introduction

Félicitations pour acheter ce livre et merci de l'avoir fait.

Évitez les erreurs de chercher haut et bas, et l'application minutieuse des essais et des erreurs pour trouver des recettes sans gluten appétissantes. Ne cherchez pas plus loin. Ce livre de cuisine élimine le mystère de la recherche des recettes sans gluten les plus délicieuses, les plus éprouvées et les plus authentiques et les met dans votre main. Sans ébouriffer, sans inquiéter.

Ces recettes sont présentées de manière simple et étape par étape pour rendre la vie sans gluten plus simple et plus délicieuse. Ces recettes savoureuses et faciles sont conçues pour les personnes occupées qui veulent les meilleurs repas sans gluten sans rien sacrifier. Vivre sans gluten peut sembler une tâche difficile. Le gluten est présent dans tellement d'aliments sur le marché aujourd'hui, tellement qu'il peut être frustrant de le retirer de votre alimentation, mais lorsque vous utilisez ces recettes, vous pouvez dire au revoir au gluten.

Les ingrédients utilisés dans ces recettes sont généralement sans gluten naturellement, mais pour être sûr, vérifiez toujours les étiquettes, en particulier avec des choses comme l'avoine, les bouillons et le chocolat, pour vous assurer qu'ils sont marqués sans gluten et non préparés dans un établissement qui les a transformés avec des produits contenant du gluten.

Préparez vos recettes sans gluten séparément dans des contenants ou sur des surfaces que vous n'utilisez pas pour la cuisson de plats avec gluten afin d'éviter la contamination croisée.

Il est recommandé de ne jamais manger de miel, même cuit ou pasteurisé, aux enfants de moins de 1 an.

Chapitre 1: Petit Dejeuner

Crêpes sans gluten au babeurre

Temps de préparation 15 minutes, temps de cuisson 15 minutes, environ 10 portions

Ingrédients:

- 1 tasse de farine de riz fine (tamisée)
- 1/3 tasse de fécule de pomme de terre
- 3 cuillères à soupe de fécule de tapioca
- 4 cuillères à soupe de babeurre en poudre sèche (vous pouvez remplacer avec la poudre de lait si vous n'aimez pas le goût du babeurre)
- 1 cuillère à soupe de sucre
- 1 1/2 cuillère à soupe de levure chimique
- ½ cuillère à soupe de bicarbonate de soude
- ½ cuillère à soupe de sel de mer ou de sel casher
- 1/2 cuillère à soupe de gomme xanthane
- 2 tasses d'eau ou de lait
- 2 œufs
- 3 cuillères à soupe d'huile de canola

Instructions:

- Combinez les ingrédients secs dans un grand bol à mélanger.
- Ajoutez les œufs, l'eau et l'huile.
- Remuez avec une fourchette jusqu'à ce que bien mélangé mais toujours un peu grumeleux
- Chauffez une grande plaque chauffante bien huilée ou une grande poêle antiadhésive à mi-hauteur (une goutte d'eau

grésillera lorsqu'elle sera placée sur la surface... faites juste attention qu'elle ne vous éclabousse pas si vous testez votre plaque chauffante de cette façon).

☒ Versez ou déposez la pâte à crêpes sur la plaque chauffante et faire frire jusqu'à ce que des bulles se forment sur le dessus de la pâte et que les bords commencent à croustiller et à devenir dorés.

☒ Retournez les crêpes et cuire jusqu'à ce que les deux côtés soient légèrement dorés.

☒ Servir tout de suite (ou placez dans un four chaud à 170° F si vous ne pouvez pas les servir immédiatement)

☒ Ajoutez les garnitures de votre choix, comme des fruits frais, des conserves de fruits, une cuillerée de yogourt grec, du beurre ou de la margarine, légèrement saupoudrée de sucre en poudre (de confiserie), de crème fouettée, de sirop d'érable, de miel et de noix, etc. Remuez 1 / 8 tasse de graines de lin dans le mélange pour une excellente texture et saveur. Assurez-vous simplement de vérifier que les garnitures sont toutes sans gluten.

Petit déjeuner de barres avec fruits et noix

Temps de préparation: 10 minutes, temps de cuisson: 20 minutes, environ 8-10 portions (12-16 barres)

Ingrédients

☒ 1 1/4 tasse de farine d'amande blanchie
☒ 1/4 cuillère à soupe de sel de mer ou casher
☒ 1/4 cuillère à soupe de bicarbonate de soude
☒ 1/4 tasse d'huile de pépins de raisin
☒ 1/4 tasse de nectar d'agave ou de miel
☒ 1 cuillère à soupe d'extrait de vanille

- ☒ 1/2 tasse de noix de coco râpée ou en flocons
- ☒ 1/2 tasse de graines de citrouille décortiquées
- ☒ 1/2 tasse de graines de tournesol décortiquées
- ☒ 1/4 tasse d'amandes tranchées
- ☒ 1/4 tasse de raisins secs (canneberges séchées ou abricots noirs, blancs ou un substitut)

Instructions:

- ☒ Préchauffez le four à 350 degrés Fahrenheit.
- ☒ Dans un petit bol séparé, mélangez les ingrédients secs: farine d'amande, sel et bicarbonate de soude.
- ☒ Dans un bol à mélanger plus grand, ajoutez les ingrédients liquides huile de pépins de raisin, nectar d'agave (ou miel) et vanille.
- ☒ Bien mélanger tous les ingrédients séparément, puis incorporez les ingrédients secs aux ingrédients humides dans le grand bol.
- ☒ Incorporez la noix de coco, les graines de citrouille, les graines de tournesol, les tranches d'amande et les raisins secs.
- ☒ Graissez un plat allant au four de 8 x 8 pouces avec de l'huile de pépins de raisin (vous pouvez également essayer d'utiliser d'autres huiles telles que l'huile de noix de coco ou un aérosol de cuisson antiadhésif, mais les pépins de raisin donneront probablement toujours le meilleur résultat).
- ☒ Transférez le mélange dans le plat de cuisson et, à l'aide de mains humides, écrasez uniformément dans le fond du plat de cuisson.
- ☒ Cuire au four environ 20 minutes ou jusqu'à ce que la pâte soit prise.
- ☒ Laissez refroidir, puis trancher en barres.

Muffins aux bananes

Temps de préparation: 15 minutes, Temps de cuisson: 22-25 minutes, 12 portions

Ingrédients

- 2 cuillères à soupe de levure
- 1/4 cuillère à soupe de bicarbonate de soude
- 1/4 cuillère à soupe d'extrait de vanille
- 1/2 cuillère à soupe de gomme xanthane
- 1/2 cuillère à soupe de sel
- 1/2 cuillère à soupe de cannelle
- 1 3/4 tasse de farine sans gluten pré-mélangée ou utilisez le mélange de farine sans gluten à faire soi-même à la page 38)
- 1/2 tasse de beurre (ramolli)
- 2/3 tasse de sucre
- 2 cuillères à soupe de mélasse ou de miel
- 2 gros œufs
- 1 1/2 tasse de bananes écrasées, molles et trop mûres (environ 2 bananes)
- 1/2 tasse de noix hachées (facultatif)

Instructions:

- Préchauffez le four à 375 degrés Fahrenheit.
- Bien mélanger les ingrédients secs dans un petit bol: poudre à pâte, bicarbonate de soude, gomme xanthane, sel, cannelle et farine
- Dans un grand bol à mélanger, ajoutez les autres ingrédients petit à petit, tout en mélangeant / en remuant, le beurre, la purée de bananes, les œufs, l'extrait de vanille,

le sucre et la mélasse. Mélangez avec un batteur électrique à feu moyen-élevé si vous en avez un.

- ☒ Enfin, incorporez les noix petit à petit, tout en mélangeant / remuant.
- ☒ Répartir la pâte uniformément dans des moules à muffins tapissés (vous pouvez également lubrifier les moules à muffins si vous n'utilisez pas les moules).
- ☒ Cuire au four de 22 à 25 minutes, jusqu'à ce que le milieu rebondisse au toucher ou qu'un cure-dent en bois inséré au centre en ressorte propre.
- ☒ Laissez reposer les muffins pendant environ 5 minutes, puis servir chaud ou à température ambiante.

Scones aux poires et à l'avoine

Temps de préparation: 15 minutes, Temps de cuisson: 22 minutes. 12 portions (la taille d'une portion est de 2 scones)

Ingrédients

- ☒ 1 tasse de farine d'avoine sans gluten
- ☒ 1 tasse d'avoine sans gluten (avoine rapide, «instantanée» ou régulière)
- ☒ 1/3 tasse de sucre
- ☒ 2 1/4 cuillères à soupe de levure chimique
- ☒ 1 cuillère à soupe de cardamome (moulue)
- ☒ 1/4 cuillère à soupe de sel de mer (finement moulu)
- ☒ 1/3 tasse d'huile de coco
- ☒ 1 œuf large
- ☒ 2 cuillères à soupe de lait (tout type que vous préférez)
- ☒ 1 1/4 tasse de poires fraîches hachées grossièrement (enlevez les pelures si vous préférez)

Instructions:

- ☒ Préchauffez le four à 400 degrés Fahrenheit.
- ☒ Tapissez une grande plaque à biscuits de papier sulfurisé ou de graisse d'huile de coco
- ☒ Ajoutez les ingrédients secs dans un grand bol: farine d'avoine, avoine, sel, sucre, levure chimique et cardamome. Bien mélanger.
- ☒ Séparez l'huile de noix de coco en morceaux et remuez-y petit à petit jusqu'à ce que vous obteniez une pâte à texture rugueuse légèrement friable, mais qui tiendra quand même lorsqu'elle sera pressée en boule. Ajustez le liquide au besoin pour y parvenir.
- ☒ Dans un petit bol, fouettez l'œuf et le lait ensemble et bien mélanger avant d'ajouter lentement au mélange dans le grand bol tout en remuant / mélangeant.
- ☒ Pliez les poires dans la pâte jusqu'à ce qu'elles soient uniformément réparties.
- ☒ Transférez le mélange sur une surface plane saupoudrée de farine d'avoine sans gluten. Faire deux pâtés du mélange, d'environ 6 pouces de diamètre et 1/2 pouce d'épaisseur. Coupez chaque pâté en 6 quartiers.
- ☒ Cuire les morceaux à environ 2,5 cm d'intervalle pendant 18 à 22 minutes, jusqu'à ce qu'ils soient fermes et légèrement dorés.
- ☒ Laissez refroidir 5 minutes et servir tiède ou à température ambiante.

Barres protéinées au chocolat au beurre d'arachide sans cuisson

Temps de préparation: 20 minutes, temps de cuisson: 1 heure, 10 barres, environ 16 grammes de protéines chacune

Ingrédients:

Couche inférieure:

- 1 1/2 tasse de farine d'avoine sans gluten
- 6 abricots déshydratés
- 1/4 tasse de cacao en poudre
- 1/4 tasse de sirop de riz brun

Couche supérieure:

- 1 tasse de farine d'avoine sans gluten
- ½ tasse de flocons d'avoine sans gluten
- 1/2 tasse de poudre de protéine de chocolat sans gluten
- 1/4 cuillère à soupe de sel de mer ou casher
- 1 1/2 cuillère à soupe de graines de chia
- 1 1/2 cuillère à soupe de graines de chanvre
- 1/2 tasse de beurre d'arachide
- 1 part de mélange de lin (1 cuillère à soupe de lin moulu, 3 cuillères à soupe d'eau, mélangés séparément, puis mis de côté)
- 1/4 tasse de miel
- ½ tasse à soupe de lait de coco (bien agiter avant utilisation)

Garniture (facultatif):
- 1/3 tasse de pépites de chocolat sans gluten
- 1 cuillère à soupe de graines de sésame ou de lin

Instructions:

- ☒ Mélangez les ingrédients de la couche inférieure dans un bol et met le à côté.
- ☒ Dans un grand bol, mélangez les ingrédients secs pour la couche supérieure et utilisez une fourchette pour bien mélanger.
- ☒ Préparez le mélange de lin: mélangez le lin moulu et l'eau dans un petit bol et mélangez bien avec une fourchette ou un fouet. Réserver et laisser épaissir environ 5 minutes.
- ☒ Ajoutez ce qui suit dans le grand bol tout en mélangeant / en remuant: le beurre d'arachide, le beurre d'arachide, le lait de coco et le mélange de lin de l'étape 3, aux ingrédients secs pour la couche supérieure. Bien mélangez jusqu'à homogénéité. Ajoutez plus de lait de coco au besoin tout en mélangeant pour former une pâte épaisse.
- ☒ Tapissez un moule en métal de 8 × 8 pouces de papier sulfurisé.
- ☒ Pressez uniformément le mélange de la couche inférieure dans le fond du plat de cuisson.
- ☒ Étalez le mélange de la couche supérieure sur le mélange de la couche inférieure.
- ☒ Réfrigérez 1 heure.
- ☒ Une fois les barres refroidies et prises, arrosez de sauce chocolat fondue et saupoudrez de graines de sésame ou de lin (facultatif)
- ☒ Coupez en barres.
- ☒ Conserver au réfrigérateur jusqu'à 2 semaines.

Petite quiche méditerranéenne

Temps de préparation: 30 minutes, Temps de cuisson: 1 heure, Portions: 12

Ingrédients:
Croûte

- 2 tasses de farine d'amande
- ½ cuillère à soupe de sel de mer
- ¾ de cuillère à soupe de bicarbonate de soude
- ¾ d'une tasse d'huile de coco (fondue)
- 1 1/2 cuillère à soupe d'eau

Remplissage

- ½ oignon violet moyen (coupé en cubes)
- 2 gousses d'ail (émincées)
- 1 tasse d'épinards (frais ou surgelés, décongelés et hachés)
- ½ tasse de tomates séchées au soleil coupées en cubes dans l'huile ou séchées (si séchées, faire tremper pendant quelques minutes dans l'eau tiède avant de les couper en cubes)
- ½ tasse d'olives dénoyautées (noires, vertes, rouges ou coupées en tranches)
- 4 œufs
- ¼ tasse de levure nutritionnelle (levure désactivée au goût de fromage sur dix vendue dans les magasins d'aliments naturels)
- 2 cuillères à soupe de lait ou de bouillon de légumes sans gluten
- Du poivre noir moulu frais au goût

Instructions:

- ☒ Préchauffez le four à 350 degrés Fahrenheit.
- ☒ Croûte: mélangez les ingrédients secs: farine d'amande, sel et bicarbonate de soude. Mélangez lentement dans ½ tasse d'huile de noix de coco fondue et 1 1/2 cuillère à soupe d'eau, en ajoutant plus d'huile au besoin jusqu'à ce que le mélange soit friable mais formera une boule.
- ☒ Pressez la croûte dans les moules à muffins d'environ 1/8 de pouce d'épaisseur sur le fond et à mi-hauteur sur les côtés. Utilisez une fourchette pour percer le fond de chaque croûte. Cuire la croûte de 10 à 15 minutes, jusqu'à ce qu'elle soit légèrement dorée.
- ☒ Garniture: faire sauter les oignons pendant environ 3 minutes. Ajoutez l'ail et les épinards et faire sauter encore 5 minutes.
- ☒ Retirez le mélange de légumes du feu et incorporez les tomates séchées et les olives. Laissez refroidir le mélange pour qu'il soit chaud mais pas assez chaud pour cuire les œufs lorsqu'ils sont ajoutés.
- ☒ Dans un bol moyen, fouettez les œufs avec la levure nutritionnelle, le lait ou le bouillon de légumes et le poivre jusqu'à ce qu'ils soient mousseux.
- ☒ Répartir également le mélange de légumes dans chaque croûte puis verser en quantités égales du mélange d'œufs.
- ☒ Cuire au four de 20 à 35 minutes jusqu'à ce que la quiche soit spongieuse et ferme.

Bacon au cheddar, Scones à la ciboulette

Temps de préparation: 20 minutes, temps de cuisson: 22-25 minutes, 8 portions

Ingredients:

Bas de la forme

- ☒ 2 tasses de farine tout usage sans gluten ou utilisez le mélange de la page 38
- ☒ 1 cuillère à soupe de sel de mer
- ☒ 1 cuillère à soupe de poudre à pâte
- ☒ 2 cuillères à soupe de sucre
- ☒ 4 cuillères à soupe de beurre (réfrigéré)
- ☒ 1 tasse de fromage cheddar (coupé en cubes ou râpé grossièrement)
- ☒ 1/3 tasse de ciboulette émincée ou d'oignon vert
- ☒ 1/2 livre de bacon (cuit et émietté en morceaux)
- ☒ 1 tasse de crème épaisse (réfrigérée)

Instructions:

- ☒ Préchauffez le four à 425 ° F. Tapissez la plaque à biscuits de papier parchemin.
- ☒ Combinez les ingrédients secs: farine, sel, levure chimique et sucre. Ajoutez du beurre dans la farine pour obtenir une pâte friable, qui contient encore des morceaux de beurre non mélangés.
- ☒ Ajoutez le fromage, la ciboulette et le bacon jusqu'à ce qu'ils soient uniformément mélangés.
- ☒ Ajoutez lentement ¾ tasse de crème en remuant. Ajoutez plus de crème au besoin pour former une boule de pâte épaisse et légèrement collante.

- ☒ Déposez la pâte sur une surface plate farinée sans gluten. Faire un pâté de 7 pouces de diamètre d'environ 3/4 "d'épaisseur. Coupez en 8 morceaux.
- ☒ Badigeonnez légèrement les morceaux de crème
- ☒ Cuire au four de 22 à 24 minutes. Servez chaud ou à température ambiante.

Petit déjeuner Délicieux au quinoa

Temps de préparation: 25 minutes, Temps de cuisson: 35 minutes, 8 portions

Ingrédients:

Mixture de quinoa:

- ☒ 1 tasse de quinoa nature (non cuit)
- ☒ 2 tasses de lait d'amande non sucré
- ☒ 4 cuillères à soupe de miel ou de nectar d'agave
- ☒ ¼ cuillère à soupe d'extrait de vanille (le vrai est le meilleur)
- ☒ 1/2 cuillère à soupe de cannelle
- ☒ 1/4 cuillère à soupe de sel de mer
- ☒ 2 œufs (battus)
- ☒ 1/2 tasse d'eau

Remplissage:

- 1 tasse de dattes (dénoyautées et hachées grossièrement)
- 1 tasse d'eau
- 1 cuillère à soupe de sucre

Garniture:

- ☒ 1 ½ cuillère à soupe d'huile de coco ou de beurre (fondu)

- ☒ 2 cuillères à soupe de sucre
- ☒ 1/4 tasse de farine d'amande
- ☒ 1/4 tasse d'amandes (hachées ou tranchées)
- ☒ 1/4 cuillère à soupe de cannelle
- ☒ 1 banane moyenne (coupée en tranches épaisses)

Instructions:

- ☒ Préchauffez votre four à 350 degrés Fahrenheit. Tapissez ou graissez un moule à tarte de 8 pouces ou une cocotte 8X8.
- ☒ Dans une grande casserole, bouillir le lait d'amande. Ajoutez le quinoa, la vanille, le miel (ou le nectar d'agave), la cannelle et le sel. Baissez le feu à doux et cuire à couvert pendant 25 à 30 minutes.
- ☒ Mettre le mélange de côté pour refroidir.
- ☒ Dans une petite casserole, mélangez les dattes, l'eau et le sucre. Bouillir puis laisser mijoter à feu doux pour 15 minutes jusqu'à ce que le mélange épaississe.
- ☒ Dans un petit bol, mélangez le sucre, la farine d'amande, les amandes et la cannelle. Incorporez lentement l'huile de noix de coco fondue ou le beurre jusqu'à ce qu'il forme un mélange friable semblable à un streusel pour la garniture.
- ☒ Dans un grand bol, mélangez le quinoa cuit, les œufs battus et ½ tasse d'eau. Bien mélanger.
- ☒ Versez la moitié du mélange de quinoa dans le moule à tarte. Déposez le mélange de dattes sur la première couche de quinoa et répartir uniformément. Étalez l'autre moitié du mélange de quinoa sur le dessus.
- ☒ Garnir de tranches de banane non cuites, puis saupoudrez uniformément de garniture.

- ☒ Cuire sans couvrir pour 35 minutes jusqu'à ce que le mélange prenne et que la garniture soit croustillante et légèrement dorée.
- ☒ Laissez refroidir avant de trancher.

Chapitre 2: Déjeuner

Barres de quinoa aux épinards

Temps de préparation: 10 minutes, temps de cuisson 1 heure, 16 portions

Ingrédients:

- 1 tasse de quinoa nature non cuit
- 16 onces d'épinards surgelés (décongelés, égouttés et hachés)
- 2 cuillères à soupe d'huile d'olive extra vierge
- ¼ cuillère à soupe d'ail en poudre
- 1 tasse de fromage cottage sans gras
- 2 gros œufs (battus)
- 3 oignons verts (émincés)
- ½ cuillère à soupe de sel de mer
- ¼ cuillère à soupe de poivre noir moulu frais

Instructions:

- Préchauffez le four à 350 degrés Fahrenheit. Tapissez une casserole de 9x9 pouce ou un plat allant au four en métal de papier d'aluminium et graisser légèrement le papier d'aluminium.
- Portez 2 tasses d'eau à ébullition dans une casserole moyenne. Ajoutez le quinoa et réduire le feu à doux. oignon, avocat et pousses.
- Servir chaud ou glacé.

Pudding simple au maïs

Temps de préparation: 10 minutes, Temps de cuisson: 45 minutes, 8 personnes

Ingrédients:

- ☒ 1 poivron rouge moyen (coupé en cubes)
- ☒ 1 piment jalapeño (émincé - facultatif)
- ☒ 2 tasses de maïs surgelé (décongelé)
- ☒ 1 oignon moyen (haché)
- ☒ 2 cuillères à soupe de farine sans gluten, de farine de riz sucrée ou d'amidon de tapioca, ou utilisez le mélange dans la page 38.
- ☒ 1 cuillère à soupe de moutarde en poudre
- ☒ 1 cuillère à soupe de sel de mer
- ☒ ½ cuillère à soupe de poivre noir moulu frais
- ☒ 2 gros œufs (battus)
- ☒ 1½ tasse de lait

Instructions:

- ☒ Préchauffez le four à 350 degrés Fahrenheit. Graisser une cocotte de 2 litres avec un spray antiadhésif, du beurre, du raccourcissement ou de l'huile de votre choix.
- ☒ Dans un grand bol, mélangez les poivrons, le maïs, l'oignon, la farine, la moutarde sèche, le sel et le poivre.
- ☒ Dans un petit bol, fouettez ensemble les œufs et le lait.
- ☒ Ajoutez le mélange d'œufs au mélange de maïs et bien mélangez.
- ☒ Versez dans le plat de cuisson et cuire au four pendant 45 minutes ou jusqu'à ce que la pâte soit ferme et prise.

Soupe de chou-fleur au curry et oignons caramélisés

Temps de préparation: 20 minutes, temps de cuisson: 45 minutes, 4-6 portions

Ingrédients:

- 1 grosse tête de chou-fleur (nettoyée et hachée) ou 2 livres. Chou-fleur congelé (décongelé)
- 6 cuillères à soupe de beurre non salé ou d'huile de coco
- ½ cuillère à soupe de sucre
- 1 poireau (fond blanc tendre uniquement lavé à fond et tranché finement)
- 2 petits oignons (tranchés finement)
- 1 1/2 cuillère à soupe de curry en poudre
- 1 1/2 cuillère à soupe de sel de mer
- 1 cuillère à soupe de graines de cumin entières
- 5 tasses d'eau

Instructions:

- Enlevez les feuilles extérieures du chou-fleur et les parties tenaces, nettoyez et coupez en petits morceaux. Réservez environ 1 tasse de fleurons de chou-fleur et les trancher finement de façon longitudinal.
- Faire revenir le poireau, l'un des oignons, le curry en poudre et le sel dans 3 cuillères à soupe de beurre ou d'huile pendant 5 à 7 minutes à feu moyen-doux jusqu'à ce que le poireau et l'oignon soient ramollis.
- Ajoutez l'eau et le chou-fleur et augmenter le feu jusqu'à ce que le mélange bouillonne. Réduire le feu à moyen-

doux et laisser mijoter pendant 30 à 40 minutes en remuant fréquemment jusqu'à ce que le chou-fleur soit tendre.

- ☒ Pendant la cuisson de la soupe, chauffez 3 cuillères à soupe d'huile dans une poêle moyenne à feu moyen. Ajoutez l'oignon, bien mélanger et saupoudrez de sucre. Faites frire jusqu'à ce qu'elles soient croustillantes et dorées, ajoutez les graines de cumin et faites frire encore 1 à 2 minutes jusqu'à ce que les graines de cumin éclatent et crépitent. Retirez de la poêle et placez sur une serviette en papier.
- ☒ En réutilisant la poêle, faites fondre 2 cuillères à soupe de beurre ou d'huile et faites sauter les fleurons de chou-fleur réservés, jusqu'à ce qu'ils soient tendres et dorés, environ 6 à 8 minutes. Retirez du feu.
- ☒ Réduire la soupe en purée dans un mélangeur et servir. Garnir chaque bol de soupe de fleurons sautés, d'oignons grillés et de graines de cumin.

Soupe formidable de tacos

Temps de préparation: 15 minutes, Temps de cuisson: 30 minutes, 4 personnes

Ingrédients:

- ☒ 1 livre de bœuf haché ou de dinde
- ☒ 2 cuillères à soupe d'huile d'olive
- ☒ 1 gros oignon (haché)
- ☒ 1/2 poivron vert (haché)
- ☒ 1 gousse d'ail (émincée)
- ☒ 3/4 cuillère à soupe de sel de mer
- ☒ 1 cuillère à soupe de cumin en poudre

- ☒ 1 cuillère à soupe de paprika
- ☒ 1/2 cuillère à soupe d'origan
- ☒ 1/2 cuillère à soupe de sucre
- ☒ 1 tasse d'eau
- ☒ 2 tasses de maïs (congelé)
- ☒ 1 boîte de 14 onces de haricots rouges (rincés et égouttés)
- ☒ 1 boîte de 14 onces de haricots noirs (rincés et égouttés)
- ☒ ½ tasse de piments verts hachés
- ☒ 2 boîtes de 14 onces de tomates en cubes

Instructions:

- ☒ Dans une grande marmite, dorer la viande, l'oignon et le poivron dans l'huile d'olive. Égouttez la graisse.
- ☒ Ajoutez les épices, le sucre et l'eau. Bouillir le mélange.
- ☒ Ajoutez les ingrédients restants: maïs, ail, haricots, tomates et piments. Remettre à ébullition en remuant fréquemment.
- ☒ Baissez le feu, couvrir et laisser mijoter à feu doux pendant au moins 30 minutes.

Quesadilla de poulet

Temps de préparation: 15 minutes, Temps de cuisson: 45 minutes, 4 personnes

Ingrédients:

- Quesadilla
- 1 livre de poitrine de poulet désossée et sans peau
- 8 onces de fromage Monterey jack râpé
- Tortillas sans gluten de 8 à 6 pouces
- Sel de mer et poivre noir moulu au gout
- Crème sure (comme condiment)
- Pico de gallo
- 4 tasses de tomates mûres mais fermes (coupées en cubes)
- 4 brins de coriandre fraîche (hachée)
- 1 petit oignon ou un demi-oignon moyen (coupé en cubes)
- Jus de 1 citron vert frais
- 1/8 cuillère à soupe de sel de mer
- 1/8 cuillère à soupe d'ail en poudre (ou au goût)

Instructions:

Pico de Gallo (peut être préparé à l'avance - mieux servi frais)

- Mettez les tomates dans un bol et égouttez tout excès de jus de tomates.
- Ajoutez du jus de citron vert au goût.
- Incorporez délicatement le sel, l'ail en poudre, l'oignon et la coriandre jusqu'à ce que les ingrédients soient uniformément répartis.

Quesadilla

- ☒ Préchauffez la plaque chauffante ou la très grande poêle à feu moyen-vif.
- ☒ Assaisonnez le poulet avec du sel et du poivre
- ☒ Poêlez les poitrines de poulet environ 4 à 5 minutes de chaque côté. Transférez le poulet sur une planche à découper et trancher ou déchirer en bandes.
- ☒ En utilisant la même poêle ou plaque chauffante, à feu moyen-doux, placez jusqu'à 4 tortillas dans la casserole et répartissez le poulet et le fromage (si vous n'avez pas de casserole assez grande, vous devrez les faire cuire séparément.)
- ☒ Répartir uniformément du fromage sur la tortilla, puis le poulet, puis le fromage. Lorsque le fromage commence à fondre, recouvrez chaque quesadilla d'une deuxième tortilla et retournez-la. Répétez le processus jusqu'à ce que les deux côtés des tortillas soient légèrement dorés.
- ☒ Lorsque les quesadillas commencent à refroidir, coupez-les en morceaux.

Pico de gallo

- ☒ Servir les quesadillas chaudes avec du Pico de Gallo refroidi et une cuillerée de crème aigre. Couvrir et cuire environ 15 minutes, jusqu'à ce que l'eau soit absorbée et que le quinoa soit cuit mais pas pâteux.
- ☒ Dans un grand bol, placez le quinoa cuit. Égouttez tout excès de liquide des épinards et ajouter au bol, mélangez l'huile, le fromage cottage, les œufs battus, les oignons verts, le sel, l'ail en poudre et le poivre. Remuez jusqu'à homogénéité.
- ☒ Répartir uniformément le mélange dans le plat de cuisson

préparé.

- ☒ Cuire au four environ 1 heure, jusqu'à ce qu'elles soient fermes et légèrement dorées.
- ☒ Laisser refroidir complètement avant de couper en 16 barres.
- ☒ Gardez réfrigéré. Servir frais ou chaud.

Bol de quinoa Nirvana

Temps de préparation: 5 minutes, Cuisson: 10 minutes, 1 portion

Ingrédients:

- ☒ 6 œufs (battus) ou 4 onces de tofu extra-ferme (haché)
- ☒ ½ tasse de bok choy, de brocoli ou de brocolini hachés
- ☒ ¼ tasse de tomates cerises (coupées en deux)
- ☒ ¼ tasse de champignons (tranchés)
- ☒ 1 tasse de chou frisé (haché)
- ☒ ½ tasse de carotte (coupée en cubes ou râpée)
- ☒ ½ cuillère à soupe de curry en poudre
- ☒ ¼ cuillère à soupe d'ail en poudre
- ☒ ¼ cuillère à soupe d'oignon en poudre
- ☒ ¼ cuillère à soupe de paprika
- ☒ ¼ cuillère à soupe de basilic séché
- ☒ ¼ cuillère à soupe de sel de mer
- ☒ Une pincée de flocons de piment rouge (facultatif au goût)
- ☒ 1/8 cuillère à soupe ou une pincée de poivre noir moulu ou de poivre blanc (au goût)
- ☒ 1 citron vert (coupé en deux)
- ☒ ½ tasse de quinoa cuit
- ☒ ¼ d'avocat (tranché)
- ☒ 1 oignon vert (lavé facultativement, haché en tiers, puis

coupé en fines lanières dans le sens de la longueur)

- ☒ ¼ tasse de germes de luzerne ou de soja * tous deux sont naturellement sans gluten, mais assurez-vous qu'ils sont sans gluten et ne sont pas cultivés à côté de l'herbe de blé (lavée et égouttée)

Instructions:

- ☒ Chauffez la poêle à feu moyen-vif avec une petite quantité d'huile de noix de coco ou d'olive.

- ☒ Dans un petit bol, fouettez les œufs avec une petite quantité d'huile (facultative).

- ☒ Lorsque l'huile est chaude, ajoutez le brocoli et les carottes, et ½ cuillère à café d'eau. Faire sauter pendant 3 à 5 minutes jusqu'à ce qu'il devienne tendre.

- ☒ Réduire le feu à moyen et ajoutez le chou frisé, les tomates et les épices. Ajoutez plus d'eau au besoin et cuire environ 3 minutes ou jusqu'à ce que les verts soient fanés. Pressez le jus d'un demi-citron vert et versez le mélange d'œufs. Laissez les œufs commencer à se figer, puis les incorporer au mélange et cuire jusqu'à ce qu'ils soient fermes et friables. Pour le tofu, ajoutez le tofu aux légumes et faites-le dorer légèrement ou chauffez jusqu'à la cuisson préférée.

- ☒ Mettez le quinoa dans un bol de service, garnir du mélange de légumes / œufs ou tofu et garnir d'oignon vert

Chapitre 3: Dîner

Amusez-vous avec du poulet et des boulettes

Temps de préparation: 15 minutes, Temps de cuisson: 1 heure et 20 minutes, 6 personnes

Ingrédients:

- 1 poulet entier
- 6 à 8 tasses d'eau
- 1 oignon (haché)
- 2 cuillères à soupe d'huile d'olive ou de canola
- 2 feuilles de laurier
- 5 carottes (tranchées)
- 3 branches de céleri (tranchées)
- 1/2 cuillère à soupe de poivre noir moulu frais
- 1 cuillère à soupe de persil séché

Boulettes :

- 2 1/4 tasses de farine tout usage sans gluten (ou utilisez la recette dans la page 38)
- 1/4 cuillère à soupe de gomme xanthane (à oublier si votre farine contient de la gomme ajoutée)
- 2 cuillères à soupe de levure
- 1/2 cuillère à soupe de sel de mer
- 2 œufs (battus)
- 1 tasse de bouillon de poulet sans gluten

Instructions:
Bouillon de poulet:

- Mettez le poulet entier dans une grande marmite,

ajoutez les feuilles de laurier et environ 6 à 8 tasses d'eau (le poulet doit être recouvert d'eau).

- ☒ bouillir puis laisser mijoter à couvert pendant environ une heure. À l'aide d'une grande cuillère, écrémez le dessus de l'eau pour enlever la mousse au besoin pour préparer le bouillon de poulet.

- ☒ Pendant que le bouillon de poulet mijote, préparez les légumes.

- ☒ Une fois que le poulet a cuit pendant environ 50 minutes, retirez le poulet de la casserole et laisser refroidir.

- ☒ Retirez les feuilles de laurier du bouillon de poulet. Chauffez l'huile dans une deuxième casserole (assez grande pour contenir le bouillon, le bouillon de poulet et les boulettes). Faire sauter l'oignon, les carottes et le céleri pendant environ cinq minutes.

- ☒ Ajoutez le bouillon de poulet dans la poêle avec les légumes à feu doux et continuer à mijoter.

- ☒ Lorsque le poulet a suffisamment refroidi pour être manipulé, retirez la peau. Retirez manuellement la viande du poulet et ajoutez-la à la casserole avec les légumes et le bouillon.

Boulettes :

- ☒ Pour faire les boulettes, ajoutez les ingrédients secs: mélange de farine sans gluten, levure chimique et le sel dans un grand bol.

- ☒ Dans un autre bol, fouettez ensemble le bouillon de poulet, les œufs et le persil jusqu'à ce qu'ils soient bien mélangés.

- ☒ Ajoutez ensuite le mélange d'œufs aux ingrédients secs et mélangez bien jusqu'à ce que vous obteniez un mélange de pâte épaisse, molle et collante.

- ☒ Prenez de grosses cuillères à café de pâte et déposez-les dans le bouillon en prenant soin de les garder de taille relativement similaire.
- ☒ Couvrir et laisser mijoter pendant 20 minutes de plus jusqu'à ce que les boulettes soient fermes et tiennent bien ensemble.

Paella à la mijoteuse

Temps de préparation: 10 minutes, Temps de cuisson: 4 heures, 6 à 8 personnes

Ingrédients:

- ☒ 8 onces de chorizo, de poulet ou de saucisse de porc sans gluten (dorées et tranchées)
- ☒ 1 livre de poulet (cuit et coupé en cubes)
- ☒ 16 onces de mélange de fruits de mer surgelés (comme les crevettes, les pétoncles et les moules, etc.)
- ☒ 1½ tasse (sec) de riz brun à grains longs
- ☒ 1½ tasse de bouillon de poulet sans gluten
- ☒ 1 oignon moyen (haché)
- ☒ ½ tasse de fenouil (haché facultatif)
- ☒ 1 poivron moyen (haché)
- ☒ 2 tasses de tomates en conserve coupées en cubes avec du jus
- ☒ 1 tasse de pois verts surgelés
- ☒ 1 cuillère à soupe de curcuma moulu
- ☒ ½ cuillère à soupe de paprika moulu
- ☒ 1½ cuillère à soupe de sel à l'ail
- ☒ morceau de citron et brins de fenouil pour garnir

Instructions:

- ☒ Dans une poêle, chauffez l'huile. Faites dorer le poulet et la saucisse pendant 5 à 7 minutes, puis retirez, laissez refroidir et hachez.
- ☒ Ajoutez le poulet, le riz, l'oignon, le fenouil (facultatif), le poivron, les tomates, le bouillon, le sel et les épices dans la mijoteuse et mélanger pour combiner.
- ☒ Cuire à intensité élevée pendant 3 heures et demie, puis remuer.
- ☒ Sous l'eau courante froide, décongelez les fruits de mer et les pois, puis mélangez les fruits de mer et les pois dans la mijoteuse et continuer à cuire à puissance élevée pendant encore 30 minutes.
- ☒ Bien mélangez, garnir d'un quartier de citron et servir chaud.

Poulet thaï salé à la noix de coco

Ingrédients:

- ☒ 2 cuillères à soupe d'huile végétale
- ☒ 2 échalotes (tranchées)
- ☒ 2 cuillères à soupe de pâte de curry vert thaïlandais sans gluten
- ☒ 1 gros poivron rouge (coupé en julienne)
- ☒ 1 tasse de bouillon de poulet sans gluten
- ☒ 1 cuillère à soupe de fécule de maïs
- ☒ 1 tasse de lait de coco (bien agité)
- ☒ 1 cuillère à soupe de sucre
- ☒ 1 cuillère à soupe de sauce de poisson sans gluten
- ☒ 1 cuillère à soupe de tamari ou de sauce soja sans gluten
- ☒ 1 livre de cuisses de poulet désossées et sans peau (coupées en morceaux de 1 pouce)
- ☒ 12 onces de pois mange-tout surgelés

- 2 cuillères à soupe de jus de citron vert frais
- 4 tasses de riz brun (cuit)
- 2 brins de basilic frais (coupés finement sur la longueur)

Instructions:

- Faites chauffer l'huile dans une grande poêle. Incorporez la pâte de curry. Ajoutez les échalotes. Faire sauter à feu moyen-vif pendant environ 3 minutes ou jusqu'à ce que les échalotes commencent à ramollir et à devenir plus translucides. Ajoutez le poivron. Cuire encore 2 minutes environ.
- Dans un petit bol, fouettez ensemble 1/4 tasse de bouillon et la fécule de maïs. Laissez épaissir 5 minutes.
- Ajoutez le reste du bouillon, le lait de coco, le sucre, la sauce de poisson et la sauce soya ou tamari sans gluten dans la poêle. Portez à ébullition à feu moyen-élevé. Ajoutez le poulet et les pois surgelés; revenir à ébullition. Cuire 8 minutes en remuant fréquemment jusqu'à ce que le poulet soit cuit. Incorporez le mélange de fécule de maïs et remuer continuellement, cuire environ 2 minutes de plus jusqu'à ce que le mélange épaississe. Incorporez le jus de lime.
- Mettez le riz cuit chaud dans des bols et déposer le curry sur le dessus. Garnir de basilic frais.

Poulet croustillant à l'orange

Temps de préparation: 15 minutes Temps de cuisson: 15 minutes Rendement: 4 portions

Ingrédients:
Sauce:

- ¾ tasse de jus d'orange (sans pulpe)
- 2 cuillères à soupe de vinaigre
- ¾ tasse de bouillon de poulet sans gluten
- 2 cuillères à soupe de fécule de maïs ou de farine de riz blanc sucré
- ¼ tasse de tamari ou de sauce soja sans gluten
- ½ cuillère à soupe d'ail en poudre
- ¼ cuillère à soupe de flocons de piment rouge (facultatif)
- ¼ cuillère à soupe de gingembre en poudre
- 3 cuillères à soupe de miel

Poulet:

- 1 1/2 livre de poitrine de poulet (pelée, désossée et coupée en cubes)
- 1 1/2 tasse de cornflakes de maïs sans gluten (écrasés).

Portion:

- 3 tasses de riz blanc au jasmin ou basmati cuit
- oignons verts hachés (pour la garniture)

Instructions:

- Préchauffez le four à 350 degrés Fahrenheit. Tapissez une plaque à biscuits suffisamment grande avec du papier sulfurisé.

- ☒ Dans une casserole, mélangez le jus d'orange, le bouillon de poulet et la farine. Fouettez vivement pour mélanger. Ajoutez le vinaigre de riz, la sauce soja ou le tamari, le vinaigre, l'ail en poudre, les flocons de piment rouge, le gingembre et le miel.
- ☒ Placez la casserole à feu moyen-vif. Laissez mijoter en remuant fréquemment. Environ 5 minutes ou jusqu'à ce que la sauce épaississe. Retirez la sauce du feu et transférez-la dans un grand bol. Laissez refroidir la sauce, en fouettant de temps en temps, jusqu'à ce qu'elle refroidisse. La sauce peut également être préparée à l'avance et réfrigérée.
- ☒ Mettez environ la moitié de la sauce dans un autre bol de taille moyenne.
- ☒ Trempez les cubes de poulet cru individuellement dans la sauce, puis dans la chapelure et disposez-les sur une plaque à pâtisserie à environ ½ pouce d'intervalle.
- ☒ Cuire au four environ 15 minutes ou jusqu'à ce qu'ils soient dorés de tous les côtés.
- ☒ Retirez du four et mélangez le poulet dans le reste de la sauce.
- ☒ Servir sur du riz. Garnir d'oignons verts frais si désiré.

Tarte au cottage

Temps de préparation: 15 minutes, Temps de cuisson: 1 heure, 6 personnes

Ingrédients:

- ☒ 1 livre d'agneau haché maigre, de dinde ou de bœuf
- ☒ 1 cuillère à soupe d'huile
- ☒ 3 grosses carottes (coupées en cubes)

- ☒ 1 gros oignon (coupé en cubes)
- ☒ 2 cuillères à soupe de concentré de tomate
- ☒ 1 tasse de pois verts surgelés
- ☒ 1 cuillère à soupe de sauce Worcestershire sans gluten ou de sauce de poisson sans gluten
- ☒ 2 tasses de bouillon de bœuf sans gluten
- ☒ 4 pommes de terre moyennes pelées (coupées en cubes)
- ☒ 2 cuillères à soupe de beurre ou de margarine
- ☒ 2 cuillères à soupe marante (en poudre) ou de fécule de maïs
- ☒ 1/2 tasse de fromage cheddar fort râpé ou ¼ tasse de levure nutritionnelle (facultatif)
- ☒ 1/8 cuillère à soupe de sel de mer (ou ajuster au goût)
- ☒ 1/8 cuillère à soupe de poivre noir fraîchement moulu (ou ajuster au goût)

Instructions:

- ☒ Faites chauffer l'huile dans une poêle. Ajoutez l'oignon et les carottes et faire sauter pendant 3 à 4 minutes.
- ☒ Ajoutez la viande et faire dorer à feu moyen en remuant fréquemment. Égouttez la graisse. Ajoutez la purée de tomates et la sauce Worcestershire ou la sauce de poisson et poursuivre la cuisson encore quelques minutes. Ajoutez les pois surgelés et le bouillon de bœuf. Bien mélangez et réduire le feu à moyen-doux. Couvrir et laisser mijoter environ 20 minutes.
- ☒ Préparez les pommes de terre: dans une grande casserole, couvrez les pommes de terre d'eau et portez à ébullition. Baissez le feu et cuire à feu moyen-vif pendant environ 20 minutes jusqu'à ce que les pommes de terre soient suffisamment molles pour être facilement percées avec une fourchette.

- Retirez les pommes de terre du feu et égoutter.

- Ajoutez du beurre ou de la margarine, du sel et du poivre au goût. Si vous utilisez la levure nutritionnelle, ajoutez-la maintenant et remuez. Si vous le souhaitez, vous pouvez ajouter une petite quantité de lait (environ 1 à 2 cuillères à soupe). Écrasez les pommes de terre avec un pilon, une fourchette ou un fouet. Alternativement, vous pouvez mélanger à partir de bas au début, en augmentant pour fouetter à la fin, avec un batteur électrique jusqu'à ce que vous obteniez un mélange de pommes de terre crémeux mais encore légèrement grumeleux.

- Préchauffez le four à 350 degrés Fahrenheit.

- Retirez le couvercle de la casserole avec le mélange viande-légumes et cuire à découvert pendant 20 minutes de plus, en remuant de temps en temps.

- Ajoutez la poudre marante ou la fécule de maïs dans un petit bol avec environ 3 cuillères à soupe d'eau (froide) et fouetter vivement.

- Retirez la casserole du feu et écarter la viande et les légumes avec une cuillère pour exposer une partie du bouillon liquide. Ajoutez lentement le mélange d'amidon à la zone exposée tout en fouettant continuellement jusqu'à ce que le bouillon commence à épaissir. Remuez bien le mélange pour combiner. Si le liquide n'est pas assez épais, ajoutez plus d'amidon par la même méthode jusqu'à ce que l'épaisseur désirée soit atteinte.

- Mettez le mélange de viande préparé dans une casserole ou un plat à tarte. Garnir de purée de pommes de terre et les étaler uniformément pour former une «croûte». Garnir de fromage cheddar (facultatif)

- Cuire au four de 20 à 25 minutes jusqu'à ce que les pommes de terre soient légèrement dorées. Vous pouvez également griller à feu vif pendant les dernières minutes pour faire dorer le dessus et le fromage si vous le souhaitez.

Squash farcie au quinoa

Temps de préparation: 20 minutes, Temps de cuisson: 40 minutes, 4 personnes

Ingrédients:

2 gland (ou petite Squach(Courge) d'hiver similaire - coupée en deux et épépinée)

- ☒ 1 cuillère à soupe d'huile d'olive extra vierge
- ☒ 8 onces de champignons Shiitake ou de Paris (hachés)
- ☒ 1 oignon moyen (coupé en cubes)
- ☒ 1 à 2 cuillères à soupe de romarin frais (finement haché ou remplacez 1 cuillère à soupe de romarin séché)
- ☒ 1/2 tasse de canneberges séchées
- ☒ 1 1/2 tasse de quinoa nature (cuit)

Instructions:

- ☒ Préchauffez le four à 400 degrés Fahrenheit.
- ☒ Tapissez une plaque à biscuits avec du papier d'aluminium, de la graisse et saler légèrement le papier d'aluminium avec l'huile de votre choix, placer le squash côté coupé vers le bas sur la poêle.
- ☒ Cuire au four pendant 30 minutes.
- ☒ Pendant ce temps, faites cuire le quinoa.
- ☒ Pendant la cuisson du quinoa et de la courge, chauffez l'huile d'olive dans une grande poêle ou poêle à feu moyen-vif. Faire sauter les oignons et les champignons

pendant 5 à 7 minutes. Égouttez l'excès de liquide. Incorporez le romarin et cuire encore 2-3 minutes. Retirez du feu et égoutter tout excès de liquide.

- ☒ Transférez les légumes dans un grand bol à mélanger. Ajoutez le quinoa cuit et les canneberges. Remuez bien pour combiner. Mettre à côté.

- ☒ Une fois que le squash peut être facilement percée avec une fourchette, retirez du four et versez le mélange d'oignon et de quinoa dans chaque moitié de squash en portions égales.

- ☒ Servir chaud.

Poulet aux choux et coriandre sur «riz» de chou-fleur

Temps de préparation: 20 minutes, Temps de cuisson: 29 minutes, 4 personnes

Ingrédients:

Poulet:

- ☒ 1 livre de poitrine de poulet désossée, pelée
- ☒ 1/4 tasse de jus de citron vert frais
- ☒ 2 cuillères à soupe d'huile d'olive extra vierge
- ☒ 1/3 tasse de coriandre fraîche (émincée)
- ☒ 2 gousses d'ail frais (émincées) ou un substitut
- ☒ ½ cuillère à soupe d'ail sec en poudre
- ☒ 1/8 cuillère à soupe de sel de mer
- ☒ 1/2 cuillère à soupe de miel

«Riz» de chou-fleur

2 cuillères à soupe d'huile d'olive extra vierge

- ☒ 3 tasses de chou-fleur (râpé ou haché dans un robot culinaire si vous ne trouvez pas de «riz» de chou-fleur préfabriqué)
- ☒ 2 cuillères à soupe d'ail en poudre
- ☒ 1 cuillère à soupe de cumin moulu
- ☒ 1/8 de sel de mer
- ☒ 1/2 tasse de haricots noirs (rincés et égouttés)
- ☒ 1/4 tasse d'oignon violet (non cuit, coupé en dés ou tranché finement)

Garnitures:

- ☒ 1 tasse de tomates cerises mûres (coupées en deux ou en quartiers)
- ☒ 1 avocat (coupé en quartiers ou en tranches fines)

Instructions:

Poulet:

- ☒ Chauffez l'huile d'olive dans une grande poêle à feu moyen.
- ☒ Faire dorer légèrement le poulet à feu moyen pendant 5 à 8 minutes de chaque côté.
- ☒ Retirez le poulet du feu et trancher ou déchirer en lanières lorsqu'il est suffisamment froid pour le faire.
- ☒ Placez les lanières de poulet dans un bol. Ajoutez la coriandre, l'ail, le sel, le jus de citron vert et le miel. Mélangez bien et mettez de côté.

Chou-fleur:

- ☒ Faites chauffer l'huile dans une grande poêle. Ajoutez le chou-fleur et les épices. Faire sauter à feu moyen pendant environ 5 minutes. Ajoutez les haricots noirs et faire sauter pendant 2-3 minutes de plus ou jusqu'à ce que tous les ingrédients soient uniformément réchauffés. Ajoutez l'oignon cru et bien mélanger.

☒ Placez le mélange de riz dans un bol, garnir du mélange de poulet, puis garnir chaque bol d'avocat et de tomates cerises.

Côtelettes de porc au style de la campagne

Temps de préparation: 12 minutes, Temps de cuisson: 30 minutes, 6 personnes

Ingrédients:

☒ 2 œufs (gros, battus)

☒ 2 cuillères à soupe de lait

☒ 5 tasses de céréales cornflake (écrasées donne environ 2 tasses)

☒ 6 côtelettes de porc désossées (3/4 po d'épaisseur)

☒ 1/4 cuillère à soupe de thym séché

☒ ¼ cuillère à soupe de romarin séché

☒ 1 cuillère à soupe de sel de mer

☒ 1 cuillère à soupe d'ail en poudre

☒ ¼ cuillère à soupe de poivre noir moulu frais

Instructions:

☒ Préchauffez le four à 350 degrés Fahrenheit.

☒ Fouettez rapidement les œufs et le lait dans un bol large et peu profond.

☒ Placez les miettes de cornflake sur une assiette séparée.

☒ Frottez les côtelettes de porc avec des épices.

☒ Trempez les côtelettes de porc dans le mélange d'œufs, puis les presser légèrement dans la chapelure de flocons de maïs jusqu'à ce qu'elles soient uniformément enrobées.

☒ Déposez les côtelettes de porc sur une plaque à pâtisserie graissée.

☒ Cuire au four de 30 à 35 minutes ou jusqu'à ce que la cuisson désirée soit obtenue.

Chapitre 4: Dessert

Gâteau au chocolat sans farine
*Temps de préparation: 20 minutes, Temps de cuisson: 25 minutes,
8 à 12 personnes*

Ingrédients:

Gâteau:

- 1 tasse de pépites de chocolat noir ou mi- sucré
- 1 cuillère à soupe d'extrait de vanille
- 1/2 tasse de beurre non salé
- 3/4 tasse de sucre granulé
- 1/4 cuillère à soupe de sel
- 3 œufs (gros)
- 1/2 tasse de cacao en poudre sans gluten non sucré
- 2 cuillères à soupe de poudre d'espresso (facultatif)

Glaçage:

- 1 tasse de pépites de chocolat noir ou mi- sucré
- 1/2 tasse de crème épaisse

Instructions:
Gâteau:

- Préchauffez le four à 375 degrés Fahrenheit. Graissez un moule à gâteau rond de 8 pouces, coupez un morceau de papier parchemin pour l'adapter, graissez et placez-le au fond du moule. Un moule à gâteau en forme de ressort fonctionne également bien.
- Faites fondre le chocolat et le beurre dans un bol allant à la micro-onde. Puis remuer.

- ☒ Ajoutez le mélange de chocolat dans un bol à mélanger. Incorporez le sucre, le sel, la poudre d'espresso (facultatif) et la vanille.
- ☒ Ajoutez des œufs. Remuez. Ajoutez la poudre de cacao et bien mélangé.
- ☒ Versez la pâte dans le moule préparé.
- ☒ Cuire le gâteau pendant 25 à 30 minutes
- ☒ Retirez du four et laisser refroidir pendant plusieurs minutes.
- ☒ Prenez un couteau à beurre ou une spatule en nylon sur les bords pour les décoller et retournez le gâteau sur une assiette. Laissez le gâteau refroidir complètement avant le glaçage.

Glaçage:

- ☒ Placez le chocolat et la crème dans un bol à la micro-onde et faites chauffer jusqu'à ce qu'ils soient chauds mais sans bouillonner (environ 2-3 minutes selon votre micro-ondes). Continuez à chauffer et remuer jusqu'à ce que le chocolat soit fondu et bien incorporé dans un glaçage liquide lisse.
- ☒ Arrosez de glaçage sur le gâteau avec une cuillère. Laissez le glaçage se mettre en place avant de servir. Il peut être réfrigéré pour faciliter le processus.

Gâteau au citron sucré

Temps de préparation: 15 minutes, Temps de cuisson: 50 minutes, 8 à 12 personnes

Ingrédients:

Gâteau:

- 1 tasse de farine tout usage sans gluten (ou utilisez la recette de la page 38)
- 1 tasse d'huile
- 1/3 tasse de farine d'amande
- 2 cuillères à soupe de graines de pavot (facultatif)
- 2 cuillères à soupe de levure
- 1/2 cuillère à soupe de gomme xanthane
- 1 1/3 tasse de sucre
- 1 cuillère à soupe d'extrait de vanille
- 4 œufs (gros)
- 1 citron (râper le zeste et le jus)

Glaçage:

- 1 tasse de sucre glace
- 1/4 tasse de jus de citron frais

Instructions:

Gâteau:

- Préchauffez le four à 350 degrés Fahrenheit. Graissez et fariner un moule à pain de 5 x 9 pouces.
- Mélangez les ingrédients secs dans un petit bol à mélanger: farine, farine d'amande, graines de pavot (facultatif), levure chimique et gomme xanthane. Bien mélanger.

- ☒ Dans un bol moyen, mélangez l'huile d'olive, le sucre et la vanille. Bien mélangez. Ajoutez les œufs et mélangez bien. Incorporez le zeste et le jus du citron. Ajoutez lentement les farines et les autres ingrédients secs tout en remuant le mélange d'œufs. Continuez jusqu'à ce que bien mélangé.
- ☒ Versez la pâte dans le moule à pain et cuire au four environ 50 minutes jusqu'à ce que le dessus soit légèrement doré et qu'un cure-dent en ressorte propre lorsqu'il est collé au centre et retiré.
- ☒ Laissez refroidir le gâteau. Assurez-vous qu'il est complètement refroidi avant de le retirer du moule à pain pour mettre le glaçage.

Glaçage:

- ☒ Mettez le sucre glace dans un petit bol. Incorporez lentement le jus de citron jusqu'à obtenir un glaçage lisse.
- ☒ Retirez le gâteau refroidi du moule à pain et le placer sur une assiette de service.
- ☒ Utilisez une cuillère pour arroser de glaçage sur le dessus du gâteau.
- ☒ Laissez le glaçage prendre complètement avant de trancher et de servir. Vous pouvez garnir de quelques framboises rouges mûres ou d'un brin de menthe fraîche si vous le souhaitez.

Croustillant délicieux aux pommes

Temps de préparation: 15 minutes, Temps de cuisson: 25-30 minutes, 8 portions

Ingrédients:

- 4 tasses de pommes à cuire, c'est-à-dire Granny Smith (tranchées et pelées)
- 1 cuillère à soupe de sucre
- 1 cuillère à soupe de fécule de maïs
- 2 cuillères à soupe de cannelle moulue
- 2 cuillères à soupe d'eau
- 1 pincée de muscade (facultatif)
- 1/2 tasse de farine d'amande
- 1/2 tasse d'avoine ordinaire sans gluten
- 1/4 tasse de cassonade (tassée)
- 2 cuillères à soupe de beurre non salé (ramolli)

Instructions:

- Préchauffez le four à 350 degrés Fahrenheit. Graissez un plat de cuisson de 9 x 12 pouces.
- Dans un grand bol, mélangez les pommes, le sucre, l'eau, la fécule de maïs, la moitié de la cannelle et la muscade (facultatif).
- Bien mélangez.
- Dans un petit bol, ajoutez la farine d'amande, l'avoine, la cassonade, la moitié de la cannelle et le beurre. Remuez jusqu'à obtention d'un mélange friable ressemblant à du streusel.
- Placez la garniture aux pommes dans le plat de cuisson préparé.
- Saupoudrez la garniture uniformément sur la garniture.

- ☒ Cuire au four de 25 à 30 minutes.
- ☒ Servez chaud ou à température ambiante.

Bonbons au caramel et chocolat noir

Temps de préparation: 10 minutes, Temps de cuisson: 20 minutes, environ 24 pièces

Ingrédients:

Bas de la forme

- ☒ 1 tasse de beurre non salé
- ☒ 1/2 cuillère à soupe de sel de mer
- ☒ 1 1/2 tasse de sucre
- ☒ 3 cuillères à soupe d'eau
- ☒ 1 cuillère à soupe de sirop de maïs clair (léger)
- ☒ 2 tasses de pacanes hachées ou d'amandes effilées (grillées)
- ☒ 2 2/3 tasses de pépites de chocolat mi- sucré ou aigre-doux

Instructions:

- ☒ Faire fondre le beurre dans une grande casserole à feu moyen-doux.
- ☒ Ajoutez le sel, le sucre, l'eau et le sirop de maïs, en remuant fréquemment.
- ☒ Portez à ébullition.
- ☒ Continuez à mijoter pendant environ 10 à 12 minutes sans remuer jusqu'à ce que le mélange épaississe et s'assombrisse. Il devrait atteindre 300 degrés Fahrenheit sur un thermomètre à bonbons. (Si vous n'avez pas de thermomètre, déposez une cuillerée dans l'eau glacée. Retirez

le morceau et vérifiez qu'il est suffisamment fragile pour être craquelé, pas gommeux ou moelleux.

☒ Répartir la moitié des noix en une couche uniforme sur une plaque à pâtisserie légèrement graissée. Garnissez-les de la moitié du chocolat.

☒ Versez rapidement le sirop préparé sur les noix et les pépites de chocolat. Répartissez uniformément. Garnir immédiatement avec les pépites de chocolat et les noix restantes.

☒ Laissez reposer environ 7 minutes, puis pressez le mélange avec une spatule.

☒ Pendant que les bonbons sont encore légèrement chauds, détacher-les de la plaque à pâtisserie.

☒ Une fois complètement refroidi, coupez les bonbons en morceaux de la taille d'une bouchée.

☒ Conservez dans une caisse hermétiquement fermée.

Gâteau sandwich de Victoria le plus délicieux

Temps de préparation: 20 minutes, Temps de cuisson: 15 minutes, 8 personnes

Ingrédients:

Gâteau:

☒ 3/4 tasse de margarine
☒ 3/4 tasse de sucre à roulettes (sucre blanc finement granulé, sans poudre ni sucre de confiserie)
☒ 2 œufs
☒ 1/2 cuillère à soupe d'extrait de vanille
☒ 3/4 tasse de farine tout usage sans gluten (ou utilisez le mélange à la page 38)
☒ 3 cuillères à soupe de lait

Crème au beurre:

- ½ tasse de sucre glace
- 1/4 tasse de margarine
- ½ cuillère à soupe d'extrait de vanille
- Remarque: vous aurez également besoin d'environ ½ tasse de confiture de framboises (conserves).

Instructions:

- Préchauffez le four à 375 degrés Fahrenheit. Préparez 2 moules à gâteau de 8 pouces.
- Dans un grand bol, ajoutez la margarine à gâteau et le sucre en poudre. Bien mélangez jusqu'à ce qu'ils soient bien mélangés et crémeux. Incorporez les œufs et le gâteau à la vanille. Bien mélangez.
- Incorporez la farine et la levure chimique en mélangeant bien.
- Ajoutez lentement le lait en remuant jusqu'à ce que vous obteniez une pâte liquide versable et que tous les ingrédients soient bien incorporés.
- Cuire au four environ 15 à 18 minutes ou jusqu'à ce qu'un cure-dent en bois puisse être inséré au centre et en ressorte propre.

Crème au beurre

- dans un petit bol, ajoutez le sucre et la margarine. À l'aide d'une fourchette, d'un fouet ou d'un batteur électrique sur un fouet, mettez de la margarine en crème et du sucre jusqu'à ce qu'elle devienne crémeuse et aérée.
- Retournez les gâteaux sur une grille de refroidissement.
- Lorsque le gâteau est complètement refroidi, placez une

couche sur une assiette à gâteau.

- ☒ Répartissez uniformément la couche de confiture.
- ☒ Répartissez uniformément la crème au beurre sur la confiture, puis placez la couche supérieure.
- ☒ Saupoudrez le dessus du gâteau de sucre en poudre et garnir de framboises fraîches si désiré.

Sablés fondu au chocolat et au caramel

Temps de préparation: 15 minutes, Temps de cuisson: 15-20 minutes, Donne 40 pièces

Ingrédients:

- ☒ 1 ½ tasse de beurre
- ☒ ¾ tasse de sucre
- ☒ 2 tasses de farine à auto-levé sans gluten

Caramel:

- ☒ 1 tasse de beurre
- ☒ 1 tasse de sucre
- ☒ 4 cuillères à soupe de sirop doré
- ☒ 1 boîte (environ 12 onces) de lait concentré sucré

Garniture:

- ☒ 1 ½ tasse de chocolat (noir, lait, blanc ou un mélange)

Instructions:

- ☒ Préchauffez le four à 350 degrés Fahrenheit.
- ☒ Mettre du beurre en cubes ou utiliser du beurre ramolli. Combinez avec le sucre. Mélangez jusqu'à consistance crémeuse.

- Ajoutez la farine et bien mélanger jusqu'à ce qu'elle forme une pâte qui se formera en une boule de pâte friable.
- Pressez la pâte uniformément dans un grand plat de cuisson graissé et percer avec une fourchette pour évacuer uniformément sur toute la surface.
- Cuire au four de 15 à 20 minutes jusqu'à ce qu'ils soient légèrement dorés.
- Réservez et laissez refroidir.

Caramel

- mélangez le sucre, le beurre, le sirop et le lait concentré dans une casserole à feu doux en remuant fréquemment jusqu'à ce que le tout soit bien mélangé.
- Augmentez le feu et faites bouillir pendant 3-4 minutes. Ensuite, augmentez les feu et faites bouillir pendant 3-4 minutes en remuant constamment.
- Testez pour voir si c'est la bonne consistance en versant une petite quantité dans un verre d'eau froide. Le caramel formera une goutte molle et gluante.
- Versez le caramel sur la base refroidie et laissez prendre. (Environ 1 heure ou plus)
- Une fois le caramel est prêt, faites fondre le chocolat et étalez-le sur le caramel. Laissez prendre. (1 heure ou plus)
- Réfrigérez au réfrigérateur avant de couper.
- Conservez dans un récipient hermétiquement fermée.

Macarons paradisiaque

Temps de préparation: 5 minutes, Temps de cuisson: 15 minutes, 6 portions de 2 biscuits

Ingrédients:

- 1 1/3 tasse de noix de coco en flocons
- 1/3 tasse de sucre glace
- 2 cuillères à soupe de farine de riz
- 2 blancs d'œufs
- ½ cuillère à soupe d'extrait d'amande

Instructions:

- Préchauffez le four à 325 degrés Fahrenheit.
- Dans un bol moyen, mélangez la noix de coco, le sucre et la farine de riz.
- Ajoutez les blancs d'œufs et l'extrait d'amande. Bien mélangez.
- Déposez des cuillères à soupe pleines de pâte sur une plaque à biscuits bien graissée.
- Cuire au four de 15 à 18 minutes jusqu'à ce que les pics et les bords soient légèrement dorés

Mousse au chocolat soyeuse

Ingrédients:

- 1 2/3 tasse de crème à fouetter épaisse
- 2 cuillères à soupe d'extrait de vanille
- 1/2 cuillère à soupe de sel de mer ou de sel casher (finement moulu)
- 4 blancs d'œufs

- 1/2 tasse de sucre
- ¾ tasse (6 onces) de chocolat mi- sucré (noir) (fondu et refroidi)

Instructions:

- Dans un grand bol, fouetter la crème, la vanille et le sel vivement jusqu'à la formation de pics et refroidir.
- Dans un autre grand bol, battre les blancs d'œufs au fouet jusqu'à formation de pics rigide. Incorporez lentement le sucre et fouettez rapidement jusqu'à la formation de pics fermes.
- Incorporez le chocolat fondu aux blancs d'œufs
- Ajoutez la crème fouettée et bien mélangez à partir de l'étape 1.
- Répartir dans des coupes à parfait; refroidir.
- Saupoudrez de copeaux de chocolat avant de servir. Garnissez de copeaux de chocolat de votre choix, comme du chocolat blanc pour le contraste. Vous pouvez également garnir de poudre de cacao, de framboises rouges ou de cerises noires dénoyautées

Chapitre 5: Annexe:

Mélange de farine tout usage sans gluten à faire soi-même

Temps de préparation: 5 minutes, pour: 18 tasses

Ingrédients:

- ☒ 4 ¼ tasse de farine de riz brun
- ☒ 4 ¼ tasse de farine de riz blanc
- ☒ 4 ¼ tasse de farine de riz sucrée
- ☒ 4 ¼ tasse de farine de tapioca (ou d'amidon de tapioca)
- ☒ 2 ½ cuillères à soupe de gomme xanthane

Ajoutez tous les ingrédients dans un grand bol et mélangez jusqu'à homogénéité.

Conservez dans un endroit frais et sec dans une boîte ou un bocal hermétique.

CPSIA information can be obtained
at www.ICGtesting.com
Printed in the USA
LVHW051603220221
679597LV00025B/345